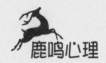

鹿鸣心理

"未成年人心理健康丛书"编委会

丛书总主编：胡　华

丛书副主编：杜　莲　屈　远

❶ 《未成年人童年养育与心理创伤问题：专家解析与支招》

　　主编：瞿　伟　　　　副主编：冉江峰　沈世琴

❷ 《未成年人心理发育问题：专家解析与支招》

　　主编：梅其霞　　　　副主编：尹华英　魏　华

❸ 《未成年人心理危机问题：专家解析与支招》

　　主编：蒙华庆　　　　副主编：杨发辉　郑汉峰

❹ 《未成年人性心理问题：专家解析与支招》

　　主编：罗　捷　　　　副主编：李晋伟　任正伽

❺ 《未成年人行为问题：专家解析与支招》

　　主编：傅一笑　　　　副主编：杨　辉　陈　勤

❻ 《未成年人睡眠问题：专家解析与支招》

　　主编：高　东　　　　副主编：蒋成刚　黄庆玲

❼ 《未成年人人际关系与学业竞争问题：专家解析与支招》

　　主编：杨　东　　　　副主编：何　梅　赵淑兰

❽ 《未成年人情绪问题：专家解析与支招》

　　主编：周新雨　　　　副主编：邱海棠　邱　田

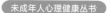 未成年人心理健康丛书　

重庆市出版专项资金资助项目

丛书总主编　胡　华

丛书副主编　杜　莲　屈　远

未成年人

睡眠问题：
专家解析与支招

主编

高　东

副主编

蒋成刚　　黄庆玲

编　者（按姓氏笔画排序）

干　承　　皮于红　　刘　莹　　李齐寅

陆俊羽　　赵　媛　　胡　承　　段莉肖

段海水　　梁春荣　　彭亚东

重庆大学出版社

推荐序 1

　　很高兴接受重庆市心理卫生协会胡华理事长的邀请，为她及其团队撰写的"未成年人心理健康丛书"写推荐序。

　　记得联合国儿童基金会前执行主任亨丽埃塔·福尔曾经说过："许多儿童满怀悲痛、创伤或焦虑。一些儿童表示，他们不知道世界会如何发展，自身的未来又将怎样。""即便没有出现疫情大流行，很多儿童也苦于社会心理压力和心理健康问题。"世界卫生组织在 2017 年就发布了《全球加快青少年健康行动（AA-HA!）：支持国家实施工作的指导意见》，表明在全球公共卫生中重视青少年健康的时候到了。如今，未成年人心理健康问题十分严峻，未成年人的全面健康发展也是我国社会发展中的重大现实问题。

　　该丛书着眼于未成年人的心理健康，紧贴未成年人心理健康现状，以图文并茂的方式展现了未成年人在成长过程中容易出现的心理问题，涉及情绪、睡眠、行为、性困惑、人际关系与学业竞争等八大主题，通过真实案例改编的患儿故事，从专家的视角揭示其个体生理、家庭、学校、社会等多方面的成因，分别针对孩子、家长、学校以及社会各层面提出具体的操作策略，是一套简单实用、通俗易懂的心理学科普丛书。

　　孩子是社会中最脆弱、最易感、最容易受伤，也最需要关爱和呵护的群体。

　　全球有约 12 亿儿童青少年，且 90% 生活在中低收入国家。《全球加快青少年健康行动（AA-HA!）：支持国家实施工作的指导意见》指出：存在前所未有的机会来改善青少年的健康并更有效地应对青少年的需求。该指导意见还强调对青少年健康的投资可带来三重健康效益：青少年的现在——青少年健康即刻受益于促进有益行为以及预防、早期发现和处理问题；青少年未来的生活——帮助确立健康的生活方式以及在成年后减少发病、残疾和过早死亡；下一代人——通过在青少年期促进情感健康和健康的做法以及预防风险因素和负担，保护未来后代的健康。

生态模型的心理干预理念告诉我们：关注个体、个体生存的微观系统、宏观系统，通过改善这三个方面的不良影响，达到改善心理健康的目的。相对于需要面对为未成年人所提供社会心理照护服务的最严峻挑战而言，在促进和保护未成年人的心理健康方面所投入的科普和宣教工作更加实际和高效。相信这套由重庆市心理卫生相关机构、各个心理学领域的临床专家和学术带头人、"重庆市未成年人心理健康工作联盟"的重要成员们共同撰写、倾情奉献的"未成年人心理健康丛书"对帮助整个社会更好地正确认识和面对未成年人一些常见的心理问题以及科学培养未成年人具有重要意义。

孟 馥

中国心理卫生协会心理治疗与心理咨询专业委员会
副主任委员
兼家庭治疗学组组长
2023 年 4 月 10 日

推荐序 2

　　心理健康是全社会都应该关注的话题，特别是对于未成年人来说，它是影响其成长发展的重要因素。然而，现代社会的快节奏生活方式使许多未成年人面临精神心理问题的困扰。2021 年，"中国首个儿童青少年精神障碍流调报告"显示，在 6—16 岁的在校学生中，中国儿童青少年的精神障碍总患病率为 17.5%，这严重影响了未成年人的健康成长。为此，重庆市心理卫生协会积极推进普及未成年人心理健康知识的科普工作。同时，该协会拥有优秀的专家团队，他们积极组织编撰了本套丛书。本套丛书共八册，分别聚焦心理危机问题、情绪问题、行为问题、睡眠问题、心理发育问题、性心理问题、人际关系与学业竞争问题、童年养育与心理创伤问题等全社会关注的热点问题。

这套丛书以通俗易懂的语言和图文并茂的方式，结合实际案例，为读者提供了丰富、系统、全面的心理健康知识。每册都包含丰富的案例分析、实用的解决方案和有效的预防方法。无论您是家长、老师、医生、心理治疗师、社会工作者，还是对儿童心理健康感兴趣的读者，这套丛书都将是您实用有效的工具，也将为您提供丰富的信息和有益的建议。

因此，本套丛书的出版对提高社会大众对于未成年人心理健康问题的认识和了解具有非常重要的意义。本套丛书以八个热点问题为主题，涵盖了各个方面的未成年人心理健康问题，为广大读者提供了全面、深入、权威的知识。每册都由业内专家撰写，涵盖了最新的研究成果和实践经验，以通俗易懂的方式呈现给读者。这不仅有助于家长更好地了解孩子的内心世界，也有助于教师与专业人士更好地开展心理健康教育和治疗工作。

在这里，我代表中国心理卫生协会儿童心理卫生专业委员会，向胡华理事长及其团队表示祝贺，感谢他们的辛勤工作和付出，让本套丛书得以顺利出版。我也希望本套丛书能够得到广大读者的关注和认可，为未成年人心理健康的普及和发展做

出积极的贡献。最后，我也希望未成年人心理健康能够得到更

多人的关注和关心，让每一个孩子都能健康快乐地成长，为祖

国的未来贡献自己的力量。

罗学荣

中国心理卫生协会儿童心理卫生专业委员会

第八届委员会主任委员

2023 年 4 月 2 日

推荐序 3

由重庆大学出版社出版、重庆市心理卫生协会理事长胡华教授任总主编的"未成年人心理健康丛书"出版了，向该丛书的出版表示由衷的祝贺，并进行热情的推荐！

值得祝贺的是，该丛书聚焦未成年人这一特殊群体，从心理发育问题、童年养育与心理创伤问题、心理危机问题、性心理问题、行为问题、情绪问题、睡眠问题、人际关系与学业竞争问题等八个方面，全面地梳理了在未成年人群体中比较常见的各种心理问题。对广大读者来说，可以全面、系统、详细地了解未成年人成长过程中遇到的各种心理问题，从中发现解决未成年人心理问题的良策。

值得推荐的理由可以从以下几个方面呈现：（1）丛书的

结构完整：丛书的每一分册都是严格按照"案例故事—专家解析—专家支招"的结构进行撰写的。首先，列举的案例故事，呈现了未成年人的心理问题的具体表现；其次，对案例故事以专业的视角进行解释和分析，找出发生的原因和机制；最后，针对案例故事进行有针对性、策略性和可操作性的支招。（2）丛书的内容丰富：从幼龄儿童的心理发育问题、养育问题到年长儿童的各种心理行为问题、睡眠问题和人际关系问题，无一不涉猎，对未成年人群体可能出现的心理问题或障碍均有描述，而且将最常见的心理问题以单独成册的形式进行编纂。同时，信息量大但又分类清晰，易于查找。（3）丛书的文字和插图优美：丛书的案例文字描述具体、文笔细腻；专家解析理论充实，有理有据；专家支招方法准确，画龙点睛。同时加配了生动活泼、鲜艳亮丽和通文达意的插图，为本已优美的文字锦上添花。

可喜的是，本丛书有许多年轻专家的加入，展现了新一代心理卫生工作者的风范和担当，为未成年人的心理健康服务奉献了他们的智慧。

本丛书适合于广大未成年人心理卫生工作者，主要是社会工作者、学校心理老师、心理咨询师、心理治疗师和精神科医师、家长朋友和可以读懂本丛书的未成年人朋友，可以解惑，抑或助人。

杜亚松

上海交通大学医学院附属精神卫生中心
教授、博士生导师
2023 年 3 月 26 日，上海

丛书序言

　　未成年人是祖国的未来，他们的心理健康教育，事关民族的发展与未来，是教育成败的关键。2020 年 10 月 17 日，第十三届全国人民代表大会常务委员会第二十二次会议第二次修订《中华人民共和国未成年人保护法》，自 2021 年 6 月 1 日起施行。2021 年，重庆市主动作为、创新思考，由市委宣传部、市文明办联合政法、教育、财政、民政、卫健委、团委、妇联、关工委等 13 个部门发起成立了"重庆市未成年人心理健康工作联盟"。重庆市心理卫生协会有幸作为联盟成员单位参与其中。我个人一直从事与儿童青少年精神心理健康相关的临床、教学和科研工作，并借重庆市心理卫生协会这个学术平台已成功举办了五届妇女儿童青少年婚姻家庭心理健康高峰论坛、各种相关的专业培训班及非专业人士的公益课堂。重庆市心理卫生协会作为一个专业性、公益性的学术组织，一直努力推进大众心理健康科普工作，连续多年获上级主管部门重庆市科协年度工作考核"特等奖"。同时协会拥有优秀的专家团队，积极参与策划和落实这套丛书的编撰，是编著丛书最重要的支持力量。我希望通过这套图文并茂的丛书能够促进普通大众对未成年人心理健康知识有更多的了解。

在临床工作中，我们时常看到这样一些现象：孩子在家天天玩游戏，父母却无可奈何；父母希望靠近孩子，但孩子总是保持距离；父母觉得为孩子付出很多，但孩子感到自己没有被看见、没有被尊重；个别中小学生拉帮结伙，一起欺辱班上的某个同学，导致这个被欺负的学生恐惧学校；也有些学生一次考试成绩失利就厌学逃学；而有些孩子被批评几句后就出现自残、轻生行为……我们越来越多地看见未成年人出现各种各样的心理问题，甚至是严重的精神障碍。面对这些问题时，很多父母非常无助，难以应对，要么充满自责和无奈，要么互相埋怨指责。也有父母不以为意，简单地认为是孩子的"青春期叛逆"。学校和老师则有时过于紧张不安、小心翼翼，不敢轻易接受他们上学或复学，让一些孩子在回到学校参与正常的学习上又多了一些困难。而社会层面也有很多不理解的声音，对这些未成年孩子的情绪反应和行为方式不是去理解和帮助，反而是批判和排斥。

实际上，未成年孩子在生理、心理上具有自身突出的特点，相对于成人，他们处于不稳定、不成熟的状态，他们的世界观、人生观、价值观等思想体系正处在形成阶段。这个时期的孩子非常需要家庭、学校、社会等多方面给予特别的关心、爱护、引导与帮助。来自周围的对他们的一些观念、态度的转变，可能看起来非常微小，却往往成为点亮他们生活的一束光，可能帮助他们驱散内心的一点阴霾，更好地度过这段人生旅程，走向下一个成长阶段。

本套丛书共八本书（分册），分别聚焦未成年人的心理危机问题、情绪问题、行为问题、睡眠问题、心理发育问题、性心理问题、人际关系与学业竞争问题、童年养育与心理创伤问题等主题。丛书各分册的主编与副主编均是重庆市心理卫生协会理事会的骨干专家，具有丰富的心理学知识或者临床经验。由于未成年人的各个生命发展阶段又呈现出不同的心理特点，因此本套丛书也强调尽量涵盖现代社会中不同年龄段未成年人所面临的具有代表性的心理问题。

本丛书的每个分册都具有统一的架构，即以案例为导向的专业分析和建议。这些案例都源自作者专业工作中的真实案例，但同时为了保护来访者隐私，强调了对其个人信息的伦理处理。如有雷同，纯属巧合，请读者不要对号入座。为了使案例更加具有代表性，也可能会结合多个案例的特点来阐述。为了给大家更加直接的帮助，每个案例都会有专业的解读分析，及延伸到具体的解决方法和建议。书中个案不少来自临床，医务人员可能给予了适当的药物处理和建议，请读者不要擅自使用药物。如有严重的相关问题，请务必到正规的专业医院进行诊治。希望通过本丛书深入浅出的讲解，帮助未成年孩子的父母、学校老师以及未成年人自己去解决教育和成长中面临的困惑，找到具有可操作性的应对方案。而这些仅代表作者个人观点，难免有主观、疏漏，甚至不够精准之处，欢迎读者提出宝贵意见和建议，以便有机会再版时可以被更正，我们将不胜感激！

在本丛书的编写过程中，我真诚地感谢重庆大学出版社的敬京女士，她是我多年的好友，当我有组织这套丛书的设想时，与她一拍即合，感谢她一路的积极参与和支持，以及她身后的出版社领导和各部门的专业帮助，还有插画师李依轩、辛晨的贡献。因为有他们的帮助和支持，本丛书才能顺利完成。同时，我真诚地感谢重庆市心理卫生协会党支部书记胡晓林、重庆市心理卫生协会名誉理事长蒙华庆及重庆市心理卫生协会常务理事会的成员们，在 2021 年 9 月常务理事会上对丛书编写这一提案的积极支持和鼓励。我要真诚地感谢重庆医科大学附属第一医院心理卫生中心的同事，重庆市心理卫生协会的秘书长杜莲副教授，以及副秘书长屈远博士，在组织编撰、写作框架、样章撰写与修改、篇章内容把控、文章审校等方面的共创和协助。我还要感谢重庆市心理卫生协会常务理事、重庆市心理卫生协会睡眠医学专委会主任委员、重庆市第五人民医院睡眠心理科高东主任和重庆市心理卫生协会理事、重庆市第五人民医院睡眠心理科黄庆玲副主任医师对样章撰写的贡献！

我要感谢所有参与丛书编写的各分册主编、副主编及编委会专家和作者的辛苦付出！没有你们，这套丛书不可能面市。

我还要感谢重庆市委宣传部未成年人工作处李恬处长的支持和鼓励，并把这套丛书的编写纳入"重庆市未成年人心理健康工作联盟"2022 年的工作计划中。

　　最后，我要感谢在丛书出版前，给予积极支持的全国儿童青少年心理与精神卫生领域的知名专家，如撰写推荐序的孟馥教授、罗学荣教授、杜亚松教授，撰写推荐语的赵旭东教授、童俊教授和夏倩教授，以及家庭教育研究者刘称莲女士。

　　健康的心理造就健康的人生，我们的社会需要培养德智体美劳全面发展的社会主义接班人！我们的社会和家庭需要我们的孩子成长为正如"重庆市未成年人心理健康工作联盟"所倡导的"善良、坚强、勇敢"的人。为此，面对特殊身心发展时期的孩子，我们需要在关心他们身体健康的同时，更加积极地关注他们的心理健康状况，切实了解他们的心理需求和困难，才能找到解决问题的正确方法，才能让孩子在参与和谐人际关系构建的同时实现身心的健康成长和学业进步。

　　虽然未成年人的心理健康发展之路任重而道远，但我们依然砥砺前行！

胡　华

重庆市心理卫生协会理事长

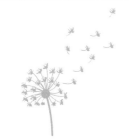

作者序言

　　作为睡眠专科医生，我每天接诊形形色色受到睡眠问题困扰的患者，他们或是商界政界的佼佼者，或是朝九晚五的上班族，或是没日没夜的倒班族，或是作息混乱的自由职业者……

　　最为触动我的是，越来越多的儿童青少年走进我的诊室，他们诉说着各种睡眠困扰：睡不着、睡不好、睡不醒……

　　现实生活中，很多中小学生每天睡眠时间不达标，处于"缺觉"状态。《健康中国行动（2019—2030年）》确定：小学生、初中生、高中生每天睡眠时间分别不少于10、9、8个小时。但调查显示，我国67%的中小学生每天睡眠时间不达标。

　　睡眠具有机体复原、促进生长发育、整合和巩固记忆等重要生理功能。特别是对于儿童青少年，其生长发育阶段所需的生长激素主要是在睡眠期分泌的，睡眠不足或睡眠问题将导致生长激素的分泌紊乱，影响正常生长发育过程。睡眠还与学习记忆功能密切相关，睡眠不足可导致记忆力、注意力和反应力下降。此外，长期睡眠不足将导致内分泌和植物神经功能紊乱、焦虑抑郁情绪等。

本分册以儿童青少年阶段常见的睡眠问题为线索，汇聚多家医院多位睡眠专科医生的临床工作经验，通过临床案例的讲述和解读，让家长了解孩子的睡眠问题可能会以什么样的形式表现出来，医生通常会给予什么样的治疗和帮助，家长在孩子出现睡眠问题时如何正确面对和处理，同时呼吁全社会力量关注和参与到未成年人睡眠健康行动中。

我很荣幸受邀担任本分册的主编，并有幸与重庆市妇幼保健院睡眠心理科蒋成刚主任、重庆市第五人民医院呼吸科陆俊羽教授、重庆大学附属三峡医院睡眠医学中心段海水主任、重庆市第五人民医院睡眠心理科黄庆玲副主任医师等多位在临床睡眠医学领域具有丰富实践经验和专业理论水平的专家及其团队成员共同协作，负责全书的框架设计、文稿撰写编排和审稿定稿等工作。在此，谨向所有参与本分册撰写工作的专家和同道表示由衷的感谢和敬意！

受本人的专业能力水平所限，文中难免有疏漏或不当之处，恳请广大读者多多批评指正，让我们再版时能够不断修改完善。

白头不改扶伤志，衣钵定循思邈心，让我们一道为孩子们撑起睡眠健康的保护伞。

高 东

2022 年 11 月

目 录
CONTENTS

第1节
害怕考试的小张

蒋成刚　　刘　莹

案例故事

　　小张今年 15 岁，是一名初三学生，在某中学重点班读书。她从小学习成绩优异，兴趣广泛，活泼健谈，因为是家族中年龄最小的女孩，深受家里人的宠爱，在校与同学老师也相处得很融洽。可是最近老师发现，小张经常无精打采，一点往日的活力都没有。与小张谈话交流后，老师才了解到小张经常失眠，尤其是在考试前会更加严重。

　　原来从初二开始，小张就感到学习压力逐渐增加，开始频繁失眠，尤其是在考试前几天。在睡觉前，小张总是控制不住地想着即将到来的考试，重复想象考试时的场景，担心自己考试时间不够，担心有自己解不了的难题，更担心最终的考试成绩，这样想着想着，小张就感到十分紧张，甚至烦躁不安，在床上辗转反侧，可越是紧张、烦躁，她就越睡不着。小张常常

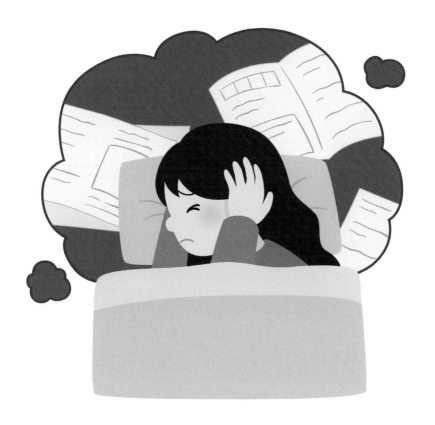

要在上床 2 ～ 3 小时后才能入睡，睡着了还会莫名其妙地醒来好几次，醒了之后也需要好一会儿才能再次睡着，有时候还会做梦，梦见自己在复习或在考试的场景，早晨也会醒得比以前更早。因为睡不好，考试的状态自然受到影响，在一次重要的

期末考试中成绩下滑厉害。从那开始，小张就开始害怕失眠，特别是考试前，害怕自己睡不好，睡不够，影响自己的正常发挥。久而久之，小张一到晚上就不自主地紧张，入睡难，还会心悸、胸闷、手心出汗，脑子里控制不住地胡思乱想，考前一天更是整晚都无法睡着。因此，小张白天看起来总是无精打采，她感到困倦、没有精力，根本没办法集中注意力学习，复习效率明显下降。小张对此感到很困扰，担心一直这样下去成绩会越来越差，中考会失败，上不了想去的高中，然后就上不了理想的大学，找不到一份好工作，以后的生活将会是一团糟，她感到前途没有了希望。小张感到很害怕，于是尝试了一些方法来解决自己失眠的问题，比如睡前喝热牛奶、听歌、运动，但好像都没有什么效果。小张依然很害怕睡眠不好影响白天的学习及考试，越害怕，越失眠。这种情况整整持续了一个学期，小张不知道怎样才能改变这种状况，一想到只剩最后一个学期就要中考了，她就更加紧张、害怕，对自己也越来越没有信心。

一开始小张的父母还会安慰和劝说小张，时间久了，他们认为自己对小张已经做了很多思想工作，也没有给小张任何学习上的压力，但小张的情况并没有好转，反而越来越糟糕，他们开始不能理解小张，甚至表现出不耐烦的态度。慢慢地，劝说就变成了批评。

专家解析

1. 在案例故事中，小张的失眠主要在考试前一段时间发生，明显与考试压力有关。

小张在考前总担心自己考试失败，这种焦虑的状态会影响自己的复习效率，然后导致考试成绩下降，成绩下降又会加重小张下一次考试前的焦虑，如此恶性循环，小张的失眠就越来越严重，成绩也一次不如一次。学生在考试之前有压力是正常现象，适当的压力会成为人的动力，促使人进步，变得更好，但是当压力过大，超过了自身所能承受的范围时，就会让人产生焦虑情绪，而焦虑情绪又会引起失眠。

2. 失眠是一种常见的精神障碍，根据评估标准的不同，失眠的患病率是40%～50%，其中心理生理性失眠约占1/3，女性比男性更常见。

心理生理性失眠是失眠中的一种亚型，它是指由于患者过度关注睡眠问题本身而引起的慢性失眠的一种失眠类型。患者长期对睡眠质量和数量不满意，产生焦虑和恐惧，心理上形成恶性循环，从而使失眠症状持续存在。患者性格多有敏感、警觉性高、对健康要求过高、急躁等特征。小张过度关注睡眠不好引起的对学习或考试的负面结果，对失眠过度的焦虑，又会使在应该正常入睡的时间紧张不安从而加重失眠，使失眠症状持续存在。

3. 心理生理性失眠主要表现为：

（1）入睡困难，即在睡眠机会充足及睡眠环境适宜的情况下仍不能较快理想入睡，儿童和青少年超过20分钟未能入睡具有临床意义；（2）睡眠维持困难，包括睡眠浅、易醒、醒后难以再次入睡、早醒、睡眠时间不足等，其中早醒是指比预期的起床时间至少提早30分钟并引起总睡眠时间减少；（3）这种失眠每周至少出现3次，病程持续3个月以上；（4）专注于睡眠问题，过度担心失眠的不良后果，导致对睡觉本身感到紧张甚至害怕睡觉；（5）日间功能损害症状，包括日间疲劳、思睡、注意力不能集中、记忆力下降、积极性和精力减退、差错增多、焦虑不安、易烦躁冲动、持续担心睡眠问题等，严重影响患者日常的精神状况、生活和学习（工作）；（6）一些失眠患者还可伴随肌肉紧张、心慌、胸闷、出汗、头昏等躯体症状。心理生理性失眠的常见诱发因素有学习（工作）中和生活中的各种不愉快的事件、焦虑情绪、抑郁情绪、各种压力等。心理生理性失眠通常持续或反复发生，呈慢性化趋势。

专家支招 🔊

1. 孩子出现了心理生理性失眠，家长应该怎么办？首先是注意不要紧张，不要把过多的关注放在孩子睡眠上，而是应该找到孩子失眠的原因，再针对具体原因实行有针对性的策略。其次，当睡眠问题成为孩子的困扰时，建议一定要及时就医，尽早干预，通过适当的医疗手段解决睡眠问题，不要让失眠成为恶性循环，降低长期失眠对孩子心理健康、学习和生活的影响。失眠的治疗包括非药物治疗和药物治疗两方面。大多数情况下，应该先尝试非药物治疗，再考虑药物治疗。非药物治疗主要有认知行为治疗，其具体方法有：（1）睡眠卫生知识指导。通过对睡眠习惯和睡眠卫生知识的指导，减少或消除可能影响睡眠的各种干扰因素。（2）刺激控制疗法。这是一套帮助失眠者减少与睡眠无关的行为和建立规律性睡眠－觉醒模式的程序。（3）睡眠限制疗法。通过减少花在床上的非睡眠时间来提高睡眠效率。（4）放松训练。通过冥想、腹式呼吸、放松肌肉等方式来缓解紧张情绪、放松身心。以上四种方法可以改变失眠患者对睡眠的错误认知、负性态度以及不良行为习惯，从而增强患者控制失眠的信心，并最终达到改善失眠的目的。如果非药物治疗效果欠佳，可在医生指导下使用相应的镇静安眠药，常见的有褪黑素类药物、苯二氮䓬类药物、非苯二氮䓬类药物或部分具有镇静安眠作用的抗焦虑抑郁类药物和抗精神病类药物。需要注意的是，具体的用药方案必须在医生指导下进行，切不可擅自用药、停药等。当孩子睡眠问题解决后，白天的精神状态便会好转，就能更专注地学习和准备考试，可在一定程度上减轻考试紧张和害怕心理。

2.**关注睡眠背后的情绪问题。**长期慢性失眠的孩子往往存在一定程度的焦虑情绪，这种焦虑情绪包括引起失眠的原发性焦虑以及失眠所继发的焦虑，这两者之间是相互作用的。所以，除了关注失眠本身，还应关注失眠背后的情绪问题。家长需要多与孩子沟通，了解孩子内心的真实感受和想法。当发现孩子存在焦虑情绪时，应进一步了解焦虑的具体原因，然后进行针对性的疏导。当孩子睡眠及情绪问题持续时间过长，或家长不知道如何解决时，建议寻求专业的心理治疗，必要时服用改善焦虑情绪的药物以控制情绪。当焦虑情绪缓解后，失眠问题也会随之逐渐改善。

3.**最让小张困扰的是失眠和焦虑情绪之间形成的恶性循环，严重影响了自己的学习和生活，并且让自己逐渐失去信心。**对小张来说，她需要培养克服困难的能力和勇气，不管是面对失眠问题还是考试问题。一方面，对于睡眠问题，小张应首先采用非药物治疗方式积极调节，并且不过分夸大睡眠的负面影响，在非药物治疗方式调节失败后可于专科就诊；另一方面，小张对自我的要求要适当，不过分追求完美，对自己的考试成绩保持合理的期待。通过自我调节、专业的心理治疗、必要的药物治疗等方式，以放松的心态不急不躁地、一步一步地去解决失眠和焦虑情绪，一切才能慢慢回归正常状态，她也能逐渐增加对考试的信心，并最终克服对考试的恐惧。

第 2 节
被游戏剥夺的睡眠

蒋成刚　　李齐寅

案例故事

　　小明是一个 14 岁男孩，家住城区，他还有一个 3 岁的妹妹。他相貌平平，个头不算高，平时话也不多，体育一直是他的短板，但好在小明很努力，文化课成绩算得上中上水平，是班级语文课代表，同学们对他的评价是"文绉绉的"。小明在学校人际关系还算不错，但他自己却会说"并没有很铁的哥们儿"。在家里，小明一直是一个懂事听话的孩子，回家做好作业后会帮助父母家人料理一些家务、照顾妹妹，这也是小明家人最为得意的一点。

　　初二结束的那年暑假，在一次家庭聚会上，小明发现父亲手机上有一款非常好玩的游戏，而且和他同龄的孩子都在玩，小明在朋友们的带领下，开始在游戏世界里探索，并很快在朋友当中从"跟随者"成为"王者"。逐渐地，小明不再被评价是"文绉绉的"了，也有了自己的"铁哥们儿"。小明觉得这简直是打开了新世界的大门，游戏里叱咤风云的感觉实在是太不同寻常了，吆喝一声，大家一起"开黑"，时不时出现的"神操作""神翻转"成了小伙伴们每天谈论的内容，这让一个少年感到热血沸腾，小明变得越来越活跃。同时小明确实也是懂事的孩子，白天他还是尽量帮助家人做一些家务、照顾妹妹，晚上的时间则属于他自己，于是他每天都会玩游戏到凌晨两三点。考虑到时值暑假，小明平日学习成绩也不错，白天也仍然很懂事，父母也就没有过多干涉。

直到初三开学，按照约定，父亲收回了手机，小明也投入到学校学习中，但小明发现，他居然开始失眠了。小明每天晚上都会睡不着，在床上辗转反侧，脑子里好像很兴奋，并且越睡越兴奋，有时候整晚都睡不着。小明觉得白天的精神逐渐变差，上课注意力不集中，记忆力也有所下降，甚至有时候会出现上课打盹的问题。他的睡眠就这样被"剥夺了"。

小明开始担心起来，一方面他是一个很棒的孩子，觉得不该因为睡不好而耽误自己的学业，但另一方面，他无论做多少努力都无法入睡。小明逐渐产生了许多负面的情绪，他担心老师和父母会责备自己，担心自己成绩会下滑，同时也感到非常自责，觉得之前没有把握好玩游戏的时间，导致现在睡眠不好，自己现在又无法解决，因此感觉非常着急。小明躺在床上，越想越着急，越想越睡不着。

专家解析

　　对于失眠，需要寻找背后的原因，目前国际上推荐从三个方面寻找：一是前置因子（Predisposing Factor），即一个人容易失眠的个人特质；二是诱发因子（Precipitating Factor），即促使失眠发生的因素；三是维持因子（Perpetuating Factor），也就是让失眠长期维持下去的因素。这三个因素的英语短语都是以"P"开头，所以简称为3P模型。

　　前置因子通常与生理、遗传等因素相关，如同每个人的高矮胖瘦不同，每个人的生物钟也不尽相同。我们可以大致将人的睡眠习惯分为云雀型、猫头鹰型和蜂鸟型。云雀型睡眠习惯人群习惯早睡早起，猫头鹰型睡眠习惯人群通常被称为"夜猫子"，倾向于晚睡晚起，而大部分人的睡眠习惯则是蜂鸟型，即没有特别的倾向。只要一个人的睡眠习惯能保证自己的工作、生活和学习正常，那就不必一定追求某种类型的睡眠习惯。

诱发因子常常会导致短暂的失眠，如果把前置因子看成"失眠"的先天因素，诱发因子则多数属于失眠的后天因素，而前者不一定能称为"失眠"，但后者通常会导致失眠。在人群中，诱发因子通常是一些生活习惯改变、重大生活事件发生、环境变化等因素，如自己或家人患病、怀孕、搬迁，亲朋的离世、结婚、丧偶，自然灾害等。

3P 模型的最后一个因子为维持因子，通常与不良的睡眠应对方式和对睡眠的不良信念有关，比如当失眠发生时，过分努力睡觉，过分紧张不安，坚信失眠会导致各种不良后果，甚至因失眠而引起过度的情绪波动等。另外，家人的不良应对方式也可能令失眠者的失眠问题持续且难以缓解。

在本案例故事中，小明的失眠则主要是受诱发因子和维持因子的影响，下面我们来仔细分析一下小明的失眠因素：

1. 行为不良相关性失眠指的是因不良的行为或睡眠习惯造成的失眠。

小明出现的失眠则和不良睡前行为习惯有关。小明睡前在本该安静的时候，因为玩手游而兴奋且晚睡，久而久之，打破了他原本的睡眠节律。床与睡眠的条件反射被打破，反而形成了床与游戏、床与兴奋的条件反射。此时，玩手游的因素虽已撤出，但大脑已经形成了"上床—兴奋"的习惯，则很难在短时间内恢复原本的"上床—安静睡眠"的睡眠习惯，从而造成小明出现夜间不易入睡，白天精神状况欠佳的问题。

2. 需要梳理失眠形成背后的社会—心理因素。

像小明这样的失眠，既需要看到行为不良这些表象导致的失眠，也需要看到失眠形成背后的一些社会—心理因素。（1）小明原本是一个"乖"孩子，在人群中平平无奇，偶然发现了一款游戏，小明能在游戏中体验到不一样的感觉，感到自己很特别、很厉害，游戏也因此吸引着小明，这很容易让小明沉迷游戏。（2）孩子刚开始接触游戏时，通常会有一些担心、紧张情绪，他们想保证白天处于正常状态，就像故事中的小明，所以选择利用晚上睡觉的时间打游戏，结果一局接一局，越打越兴奋，入睡时间延后，这属于"睡眠剥夺"，大脑逐渐适应了这样的节律，即便刺激物不再存在，大脑也很难在短时间内恢复正常的节律，所以导致了失眠。（3）在孩子刚开始接触手游时，家长未能很好地引导，也未能及时关注到孩子的需求，这在一定程度上助长了像小明这样的自我睡眠剥夺行为。（4）成人也会有类似的行为，白天工作忙碌，晚上可能还要照顾家人、孩子，但很多成年人也会有在睡前刷手机、刷剧的行为，这是他们放松、愉悦自己的方式，但这一习惯却对睡眠质量造成了一定的损害。

专家支招

　　1. 未成年人应养成规律的睡眠习惯和生活作息。在各个时段，未成年人都应保持规律、稳定的作息生活，不应在寒暑假期间经常熬夜，导致睡眠节律紊乱。另外，家长也应该以身作则，即便是在节假日期间，也要按时作息，不熬夜、不过分睡懒觉、白天不过分卧床或躺沙发、不长时间刷手机，要多活动、多外出，带领孩子一起保持良好的生活状态。

2. 当睡眠影响孩子成长和生活时，不应过多责备。 家长应尝试寻找失眠背后的原因，对症处理，而不是一味责备孩子。很多时候，失眠只是一个表象，需要看到孩子失眠背后的情绪和需求，情绪被看到、被疏导、被说出来，本身就会让症状极大好转，而如果只关注失眠症状本身，就会治标不治本了。案例故事中，小明玩手游和失眠的背后，其实反映了他希望在同学当中获得称赞、获得更高地位的需求。有的时候，家长可能在疏导孩子情绪和看到孩子需求方面有困难，则可以请医生或者心理治疗师帮助处理。

3. 将睡眠习惯调整作为主要治疗方式，必要时选择药物治疗。 目前学术界认为，针对失眠的认知行为治疗是失眠的首选治疗方法，其中，行为治疗的核心有以下四点：（1）减少在床上的时间，以匹配真实的睡眠时长；（2）无论前一晚睡了多长时间，每天都在同一时间起床；（3）有睡意再上床；（4）除非处于睡眠状态，否则不留在床上。

通过严格的行为调整，大约在三周的时间内可以恢复到正常作息状态。认知调整也有四个核心点：（1）不过分强调一个完美的睡眠；（2）不要强迫自己入睡；（3）不把白天的问题归咎于睡眠；（4）允许自己有睡不着的时候。对于案例故事中的小明，认知调整既需要小明自己做出努力，也需要家长的配合，即不过分在孩子面前强调睡眠问题。如果自我调整感到比较困难，在医生指导下短期服用单纯助眠药（如右佐匹克隆、唑吡坦）不失为一个好办法，此类药物安全性较好，依赖风险较低，对睡眠结构的影响小。

4. 及时寻求医生的帮助。 当自己解决问题感到困难的时候，记得一定要找专业人士帮忙。遇到严重失眠问题，应及时去医院就诊，医生会评估情况，根据情况使用药物或非药物疗法。药物疗法需在医生的严格随访下进行，切勿随意凭自己的感受调整或停用药物。部分非药物疗法可以自己在家进行，如放松、冥想等练习，而诸如认知行为治疗等心理治疗，则需要在心理治疗师的带领下完成数周的治疗，且要配合医生的跟踪随访。

第 3 节
多多的呼噜声"飞"走了

高 东　　陆俊羽

案例故事

　　齐多多是个五年级的小男生,他从小就是个小胖子,现在一米五的个子,体重却有六十公斤。在因新型冠状病毒肺炎疫情而居家隔离的那段时间里,妈妈每天变着花样给他做好多好吃的,说是给他补充营养,增强免疫力,避免感染新型冠状病毒肺炎。在妈妈的精心照料下,多多变得更胖了,三个月内体重增加了十公斤,只见他圆圆的脑袋,肉嘟嘟的小脸,笑起来眼睛都不见了。多多只要稍微活动,就气喘吁吁,满头大汗,他就更不愿意活动了,体重也只增不减。最近他感觉自己的舌头也胖了一圈,吞口水有时都会被呛着,睡觉的时候嘴巴好像合不上,呼噜声也越来越大,有时甚至比爸爸和爷爷的呼噜声都响亮。

　　一开始,妈妈对他的呼噜声不以为意,觉得打呼噜说明他

"睡得香"，胖人心宽体胖，烦心事少，吃得香，睡得好。可是，多多打呼噜的声音越来越大，睡觉的时候也总是翻来覆去，非常不安稳，晚上还时不时做噩梦，有时被噩梦惊醒之后就喘不上气。更糟糕的是，早晨起床后，他经常嘴巴很干很不舒服，头也晕乎乎的，白天也一直犯困，刚开始是课间时候就想趴在课桌上打个盹，后来情况越来越严重，上课时也无法集中注意力。有一天，他居然在课堂上睡着了，甚至打起了呼噜，突然响起的呼噜声引得同学们哄堂大笑，被笑声吵醒的多多觉得无地自容，恨不得找个地缝钻进去。下课后，老师给多多妈妈打了电话，和老师交流后，妈妈终于意识到了问题的严重性。

妈妈担心之余，也在思索着：多多是晚上没有睡好觉吗？可据妈妈所知，多多明明睡得很香、睡得很好，多多睡觉打着呼噜，雷打不动，睡得很让人羡慕，难道这只是假象？于是，妈妈打算趁多多睡着的时候好好观察一下。这天晚上，妈妈等多多睡了，就蹑手蹑脚地来到他的房间，安静地坐着。没过多久，多多打起了呼噜，一开始呼噜声很有规律，均匀而柔和，像一首旋律优美的歌，多多也睡得很安稳，时不时露出甜美的微笑，嘴角还流出了口水。妈妈猜想多多一定在做美梦，是又

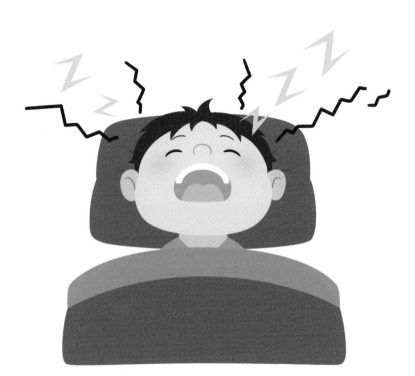

梦到什么美食了吗？听着多多的"小夜曲"，看着多多安静而享受的状态，妈妈觉得这个夜晚如此美好，完全沉醉其中。可没过多久，多多的呼噜声逐渐发生了变化，声音越来越大，呼吸也变得急促了很多，妈妈疑惑地走过去，打算俯身一探究竟。就在这时，多多打到一半的呼噜声戛然而止，犹如踩急刹车般急促，把妈妈吓了一跳。再仔细观察多多，可不得了，他像被人卡住了脖子，不能呼吸了，妈妈吓坏了，赶快将他摇醒。多多疑惑地问妈妈："怎么了，妈妈？为什么不让我睡觉？"妈妈问多多："你做噩梦了吗？"多多回答："没有啊，我做梦爬山了，爬得可累了。"妈妈更加担心了，一个晚上也没敢睡觉，一直坐在床边看着多多，看到多多憋住不呼吸了，就赶快推醒他。

　　第二天，妈妈带着多多到医院去看医生，医生安排多多在医院睡了一个晚上，做了一个叫作"睡眠监测"的检查。简单来说，就是在多多的头上贴上几根细细的导线，手指上夹着一个小夹子，胸腹部分别绑上一根带子，鼻子上也戴着小管子，然后让他在病房里睡一觉。整个过程一点也不痛，就是行动不太方便。几天后报告出来了，医生告诉妈妈，在整晚上的睡眠中，多多出现了很多次呼吸暂停，憋着不呼吸，伴随着出现指脉氧饱和度（夹在手指上的小夹子监测的指标）明显低于正常值，说明出现了缺氧，因此可以判断多多得了"阻塞性睡眠呼吸暂停低通气综合征"，这个病还有一个英文名字叫作"OSA"。妈妈还是头一次听说打呼噜是病，这着实让妈妈心里犯了嘀咕。医生安慰妈妈："不要太担心，多多的睡眠监测报告显示多多是轻度的阻塞性睡眠呼吸暂停低通气综合征。小多多的问题就是太胖了，等他把体重控制下来，情况就会改善的。"医生同时也叮嘱妈妈："但减肥成功之前，多多睡觉的时候需要保持侧卧位，使用高矮合适的枕头，并且要密切观察，如果睡眠呼吸暂停情况加重，睡觉时可能需要使用家用呼吸机治疗。"

妈妈听从了医生的建议，想了很多办法帮助多多保持侧卧位睡眠，并开启了多多的减肥之路。功夫不负有心人，一年的时间过去了，小多多不仅变瘦了，还长高了，睡觉再也没有打过呼噜，学习成绩也进步了。

专家解析

打呼噜，医学上称为"鼾症"，多发生于成年男性、肥胖等人群中。如果只是单纯打呼噜，则是一种生理现象；如果打呼噜伴随了睡眠呼吸暂停或低通气，就是病理状态，会对身体造成一系列损害。孩子一般不会打呼噜，孩子过早出现打呼噜很可能是一种病理状态，一定要引起重视。

阻塞性睡眠呼吸暂停低通气综合征患者的症状表现如下：

（1）打鼾。打鼾是主要症状，一般呼噜声不均匀，高低不等，时断时续，往往是鼾声—气流停止—喘气—鼾声交替出现。一般气流中断的时间为 20～30 秒，个别长达 1 分钟以上，此时患者可出现明显的发绀（皮肤、黏膜呈青紫）。比较严重的患者除打呼噜外，还会出现夜间被憋醒，表现为大汗淋漓，常伴有翻身、四肢不自主运动甚至抽搐，或突然坐起，感觉心慌、胸闷或心前区不适。多数患者以为自己做噩梦，感觉被人掐住，有快要被掐死的感觉。

（2）呼吸暂停。75% 的同室或同床睡眠者发现患者有呼吸暂停，常常担心呼吸不能恢复而推醒患者，呼吸暂停多随着喘气、憋醒或响亮的鼾声而终止。

（3）嗜睡。嗜睡是最常见的日间症状，轻者表现为日间工作或学习时间困倦、瞌睡，严重时吃饭、与人谈话时即可入睡，甚至发生严重的后果，如驾车时打瞌睡导致交通事故。儿童青少年嗜睡会严重影响学习。

（4）头晕乏力。由于夜间反复出现呼吸暂停、低氧血症，睡眠连续性中断，醒觉次数增多，睡眠质量下降，常有轻重不同的头晕、疲倦、乏力。

（5）认知功能异常。注意力不集中，精细操作能力下降，记忆力和判断力下降，症状严重时不能胜任日常学习和工作。夜间低氧血症对大脑的损害，睡眠结构的改变，尤其是深睡眠时相减少是该症状发生的主要病理机制。

（6）晨起头痛。常有清晨头痛，隐痛多见，不剧烈，可持续 1 ～ 2 小时，有时需服止痛药才能缓解。该症状与血压升高、颅内压及脑血流的变化有关。

（7）个性变化。如烦躁、易激动、焦虑等，家庭和社会生活均受一定影响。儿童青少年由于情绪不稳定会影响其人际交往和心理健康。

（8）其他：部分儿童青少年患者会出现夜间睡眠遗尿。儿童青少年睡眠呼吸暂停患者长期得不到诊断和有效治疗，还会影响身高、智力等。

阻塞性睡眠呼吸暂停低通气综合征的发病原因和机制尚不完全清楚，目前认为主要原因有上气道解剖结构异常或病变、上气道扩张肌张力异常以及呼吸中枢调节功能异常这三方面。

肥胖是阻塞性睡眠呼吸暂停低通气综合征的最主要危险因素。对于案例故事中的多多，他的疾病也主要是由肥胖导致的。肥胖导致过多的脂肪组织堆积在上气道周围，引起上气道狭窄，增加上气道阻力，加重咽腔塌陷；另外，肥胖患者由于胸壁脂肪组织堆积，降低胸廓顺应性，限制呼吸运动时胸廓扩张，导致肺容量降低，同时腹部脂肪堆积使膈肌上移，导致功能残气量减少，间接导致咽壁顺应性增加，易于塌陷，不能维持上气道的正常开放。而睡觉时，因为全身肌肉放松，咽喉腔肌肉也会松弛，狭窄的上气道进一步塌陷，导致打鼾。当上气道梗阻严重到一定程度，就会出现气流中断，也就是出现了呼吸暂停。

专家支招

　　儿童睡眠呼吸暂停和成人表现有点不同，儿童患者晚上有打呼噜、张口呼吸表现，有可能出现出汗、易惊醒，还有和年龄不相符的尿床，但是白天嗜睡并不明显，主要表现为注意力不集中、烦躁、多动，因此很容易误诊。当家长发现孩子打鼾和张口呼吸，白天注意力不集中时，一定要及时到睡眠专科中心就诊，必要时做睡眠监测，通过该检查就可以诊断孩子有没有阻塞性睡眠呼吸暂停低通气综合征。

而在学校里，这类儿童经常是问题儿童，主要表现为注意力不集中、烦躁、多动、易怒，也会被认为有多动症，而由于注意力不集中、记忆力和判断力下降，学习成绩自然不好。因此，对于老师而言，掌握有关这一疾病的知识，有助于早期发现孩子的问题，提醒家长带孩子就医。

此外，儿童及青少年在成长发育过程中，要注意营养均衡，避免营养过剩所致的血糖高、血脂高等代谢异常，避免过度肥胖，若出现打鼾的情况，应及时到医院就诊。医生会根据睡眠呼吸暂停的严重程度，选择不同的治疗方法。对于较严重的睡眠呼吸暂停，医生会建议使用家用呼吸机治疗，这往往也是首选治疗方法。呼吸机可以避免睡眠过程中吸气时发生的气道塌陷，有效解决睡眠呼吸暂停患儿睡眠期发生的呼吸暂停和低氧事件，改善患者的睡眠质量。其他治疗方案除了保持侧卧位睡眠、使用高矮合适的枕头之外，就是减重。而减重的真谛就是——"管住嘴，迈开腿"，除了制定合理的饮食方案进行饮食控制和积极运动，还可以通过药物、外科手术等方式减轻体重，降低呼吸暂停的严重程度，改善睡眠质量，但通常不作为未成年人的首选。

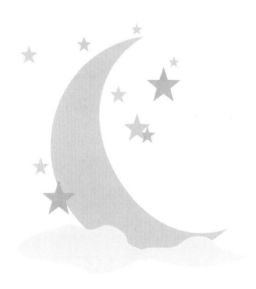

第4节
我的室友都去哪儿了

高 东　　陆俊羽

案例故事

　　初二学生张小小，从小就爱打呼噜，让父母非常发愁。在很多人的认知中，爱打呼噜的孩子应该都是小胖墩，但张小小从小到大非但不胖，反而很瘦，而且又瘦又小，就如同他的名字——小小，小小的身子，小小的脑袋，小小的下巴往后缩着。小小总是喜欢张着嘴巴睡觉，老是觉得鼻子吸不上气，父母也曾经带小小到医院的儿科看过，医生对妈妈说小小打呼噜是因为腺样体肥大。"腺样体肥大？"妈妈第一次听说这个词，感到很疑惑，医生接着说："腺样体位于鼻腔后部，长得形似半个剥皮的橘子，小朋友出生后即存在，在 6～7 岁时最明显，一旦它出现肥大就会影响鼻子正常通气，从而导致吸不上气，但随着年龄的增长它会逐渐缩小，10 岁以后通常会逐渐萎缩，而小小的腺样体属于轻度肥大，并没有导致什么严重的并发症，不需要做手术，可以保守治疗，等他长大了就好了。"于是父母也就没太在意，认为等小小长大了就好了。

从初二开始，张小小就开始住校学习了。他可是个热心肠的好同学，不管是谁有什么困难需要帮助，他总是笑呵呵地赶去帮忙，大家都很喜欢他。但他同寝室的人却不怎么喜欢他，这是为什么呢？原来他睡觉时特别爱打呼噜，"轰隆！轰隆隆"，每天晚上整个宿舍都回荡着张小小的呼噜声。他的呼噜声可谓"震天动地"，而且他入睡非常快。大家一起熄灯躺在床上，他没过一会儿就打起了呼噜，无论室友们是躺着、侧着、蒙头或是塞耳，都难以入睡，室友们有时真恨不得去弄醒他。大家尝试了很多办法，比如给他戴上大口罩、夹上止鼾夹、贴上止鼾嘴贴，还让他尝试了很多乱七八糟的止呼噜偏方，可都无济于事。室友们每天夜里都辗转反侧，白天都带着"熊猫眼"去上课，大家都怨声载道。惹不起躲得起，室友们无可奈何之下都提出要搬出宿舍。张小小也在同学中出了名，大家开始在背后议论他，甚至有人当面调侃他，他因此备受困扰。原来那个乐呵呵的阳光大男孩不见了，他变得内心敏感而脆弱，整天愁眉苦脸，独来独往，上课时也没心思听讲，注意力没法集中，于是学习成绩也一落千丈。

老师及时通知了他的家长，要求家长带着他去看医生。他的父母觉得非常疑惑：以前医生不是说长大了就好了吗，怎么现在都长这么大了还没好呢？小小去医院后，医生阿姨详细地询问了他的基本情况，并仔细地检查了他的身体，最终把目光落到了他的脸上，医生仔仔细细地端详了好久，随后给他做了鼻咽喉镜及鼻咽部CT，并让他在医院睡了一个晚上，做了睡眠呼吸监测，最后终于找到了问题所在，原来问题就出在他的小下颌上。"什么是小下颌呢？"张小小不解地问。医生阿姨告诉他："小下颌也叫小下颌畸形，简单来说就是指下巴后缩、下颌骨小现象，小下颌是由于下颌骨发育不良导致的，不会自行好转，从而导致你鼾声如雷。小下颌不仅影响面部美观，更会直接导致打呼噜发生，更严重的是它已经导致你出现了阻塞性睡眠呼吸暂停低通气综合征，会引起夜间缺氧和第二天出现疲乏嗜睡、注意力不集中、记忆力下降，导致学习成绩下降。久而久之，还会引起身体缺氧等一系列病症。"张小小终于明白了，他上课时没心思听讲，注意力无法集中，整天昏昏沉沉，并不全是由精神压力大等心理因素导致的，原来也与小下颌引起的睡眠呼吸暂停有关。

最后，医生告诉小小不用担心，这个病有办法可以治愈，既可以选择例如口腔矫治器、无创呼吸机这些无创的方法改善症状，也可以进行下颌骨前移术彻底解决这个问题。小小选择了手术治疗，一个月过去了，他的呼吸顺畅了很多，呼噜声果然减小了，两个月后，他的呼噜声竟然奇迹般地消失了。

随着呼噜声的消失，灿烂的笑容又重新回到了小小的脸上，他的室友们也不再闹着搬走了。15 岁生日那天，室友们给他送上了漂亮的生日蛋糕，还打趣地说："自打没了你的呼噜声，大家夜里起来上厕所后都找不到宿舍了。"大家相视一笑，紧紧地抱在一起。他开心极了，一口气吹灭了生日蜡烛，心里默默许下了心愿——愿人人都能拥有健康睡眠，愿大家学业有成，健康快乐成长！

专家解析

阻塞性睡眠呼吸暂停低通气综合征，俗称"打呼噜"，引起该症状的原因有很多，儿童常见的原因是上气道狭窄，上气道任何地方狭窄都会引起通气不畅、低通气、呼吸暂停。

另外，除了前文提到的肥胖，常见病因也包括上气道解剖结构的异常，比如鼻腔狭窄、腺样体肥大、扁桃体肥大，除此之外还有小下颌等。

在正常的生理发育情况下，儿童 6～7 岁时腺样体发育为最大，10 岁以后逐渐萎缩，到成人则基本消失。腺样体肥大常见的病因是急、慢性鼻咽炎的反复发作，邻近器官如鼻腔、鼻窦、扁桃体的炎症亦可波及鼻咽部，刺激腺样体组织增生。因此，儿童一旦感冒或者有鼻炎等疾病反复刺激腺样体，会比成人更易得此病。肥大的腺样体不同程度地阻塞后鼻孔和压迫咽鼓管，加上向下流的分泌物对咽、喉和下呼吸道的刺激作用，可引起耳、鼻、咽、喉和下呼吸道的多种症状，常表现为鼻塞、流涕、耳闷、耳痛、咽部不适，严重的就会引起睡眠呼吸暂停。此外，腺样体肥大可影响通气，导致张口呼吸，可使颌面骨发育改变，出现腺样体面容，即颌骨变长，腭骨高拱，牙列不齐，上切牙突出，唇厚，缺乏表情，使孩子变丑。腺样体肥大并引起睡眠呼吸暂停为最佳的手术适应症，此外，伴有反复发作炎症或慢性分泌性中耳炎和鼻窦炎者，也应尽早进行腺样体切除术。

小颌畸形综合征是一种由先天性发育异常所引起的疾病，患者主要表现为鸟状面容，而且有一半以上的孩子会合并腭裂，还会引起舌下垂，少部分患者伴有各种先天性心脏病。

舌根在正常情况下有赖于下颌颏联合的下颌舌肌的牵引支持，所以能处于前位，小下颌、小颌后移畸形时，舌根失去支持即发生后垂，口咽峡缩小被堵，引起气道阻塞，出现阻塞性睡眠呼吸暂停。在婴儿时期，该病症引起的呼吸道阻塞可造成死亡，发生率较高。小下颌综合征一旦确诊，则以对症治疗为主，治疗措施可以分为保守治疗和手术治疗，目的是减轻呼吸道梗阻，改善通气和进食功能。

阻塞性睡眠呼吸暂停引起夜间缺氧，患者日间会出现困倦、思睡、注意力不集中等表现，长期如此会影响生长发育，导致学习能力下降，应尽早就医，尽早干预。

专家支招

　　对于睡觉打呼、鼾声大的小朋友，家长要观察孩子睡觉时除了打呼，是否出现睡眠呼吸暂停，是否出现张口呼吸，平时还需要观察孩子是否有容貌的改变，是否有长时间的鼻塞、打喷嚏、流鼻涕、咳嗽、搓鼻子、揉眼睛等症状，如有这些表现，家长要及时带孩子到医院就诊，积极治疗。

　　如明确为腺样体肥大，应由口腔正畸科医生、耳鼻喉科医生、儿科医生等进行多方面评估，依据腺样体肥大的程度制定最佳的治疗方案。轻中度肥大的患者首选药物治疗，随着年龄的增长，腺样体将逐渐萎缩，病情可能得到缓解或症状完全消失，在药物治疗无效或疗效较差时可以考虑实施手术治疗。对于重度腺样体肥大并伴有明显口呼吸的患者，建议 6 岁以前采取手术治疗，以畅通气道，消除阻塞，促进颌面部的正常发育。

　　腺样体肥大常见的病因是急、慢性鼻咽炎的反复发作，因此，养成良好的生活习惯、讲究卫生、锻炼身体、增强自身免疫力非常重要。要调整孩子的生活方式，讲究个人和环境卫生，佩戴口罩，不熬夜，不过劳，经常适当运动，劳逸结合。天冷时要注意防寒保暖，注意健康饮食，增强免疫力，避免长期感冒、鼻炎等情况引起腺样体肥大。

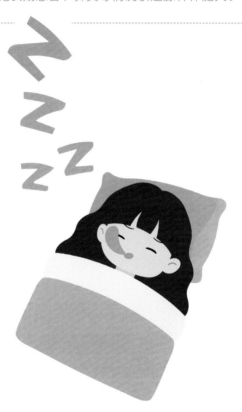

第5节

"睡神"的烦恼

高　东　　黄庆玲

案例故事

　　小轩是一个 13 岁男孩，家住某县城，是家里的独生子，他从小长相俊俏，瘦瘦高高，礼貌懂事，学习成绩优异，深得老师的认可和喜爱，一直都是亲戚邻里眼中"别人家的孩子"，家人也引以为傲。

　　可是，这一切从小轩上小学六年级开始逐渐有了转变，小轩开始变得特别能吃能睡，体重突然明显增加，长成了一个小胖子，同时也成天睡不够，成了班上出名的"睡神"。他晚上可以睡 10～12 小时，但早上依旧起不来，到了学校仍然很困。起初因为小轩学习成绩还能跟得上，老师和家人认为可能是青春期长身体的缘故，小轩才会变得如此能吃能睡，所以并没有特别管他，允许他适当在课堂上补觉。

　　可过了几个月，小轩白天思睡的情况变得越来越明显，他

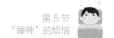

可以在任何地方"秒睡",前一秒还在课堂上朗读课文,回答老师提问,下一秒就趴在课桌上睡着了;吃饭时筷子还夹着菜,紧接着菜突然就掉了,人就开始迷糊了;看电视、坐车都能很快睡着。在他睡着的时候,老师、家人和同学怎么做都没办法让他保持足够清醒。小轩睡觉时间有长有短,自行睡上一段时

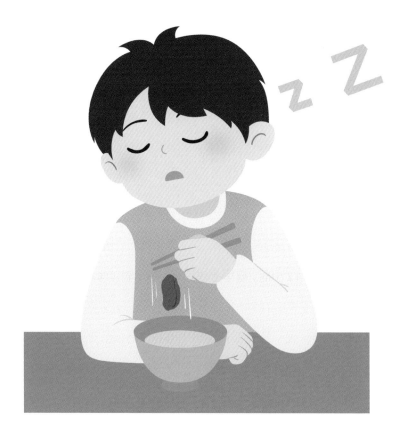

间后又能自己醒来。老师一开始认为他上课学习态度不端正，不认真听讲，不专心学习，采用了让他上课站着听课，调换到前排的座位听讲，课间增加运动等方法，可是，小轩的情况依然没有得到改善。

到后来，小轩晚上躺在床上刚要睡着的时候，脑袋里有时会凭空出现一些稀奇古怪的画面，有的像是一些妖魔鬼怪，有的是一些动漫里血腥的场景，这些画面常常把他吓醒，使他不敢入睡。有的时候，小轩明明感到已经醒来了，但身体就是动不了，想喊也喊不出声音，特别紧张、恐惧。有几次，小轩在情绪激动，甚至只是站着、走着的时候，突然双脚发软倒了下去，把家人和朋友都吓坏了。

小轩本人也为自己睡觉的问题感到烦恼，因为每天睡得太多，上课时很多知识点都听不到、听不懂，再加上注意力集中时间很短，很多时候家庭作业都做不完，每天都感到特别疲乏无力。升入中学后，小轩在学习上感到很吃力，学习压力增加，成绩也逐渐下滑。小轩自己也感到自身情绪逐渐变得不稳定，时常会感到心烦意乱，容易发脾气，成天闷闷不乐，高兴不起来，之前他还喜欢在周末打打篮球、踢踢足球，现在什么都让他提

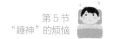

不起兴趣，他感到非常迷茫和无力。

小轩感到迷茫和无力，还有一个很重要的原因，因为自己睡得过多，甚至为此摔倒过，朋友和同学都害怕和他一起玩耍，而他也因为自己的"特殊情况"感到特别尴尬，害怕别人异样的眼光。别人关心他的身体情况，也让他觉得特别难堪，无法忍受。再加上体型变胖，学习成绩下滑，这些都让他感到特别自卑，没有信心。逐渐地，他喜欢一个人待着，不愿意主动和周围人一起玩，性格变得越来越内向，越来越孤僻。

父母也很担心孩子的变化，起初带孩子在当地一些有名的中医那里就诊，老中医说孩子是心脾两虚，气血不足，小轩服用了几个月的中药，病情并没有大的起色。周围邻居纷纷出主意，有人说孩子患了"癫痫病"，父母又带小轩到市里的大医院就诊，做了头部 CT、动态脑电图、抽血化验等很多检查，也没有发现明显的问题。医生按照癫痫病处理，开具了抗癫痫药物，孩子吃后症状不但没有明显改善，反而有很多不舒服的反应，于是停用。小轩有一段时间因为白天睡觉过多及学习压力等问题，情绪暴躁、情绪低落问题较前加重，同时夜间有时还会出现幻觉。父母害怕小轩的学习压力太大导致他得了抑郁症甚至是精神病，于是带孩子到精神科就诊。在服用一些抗抑郁药物和改善精神症状的药物后，小轩的情绪有所缓解，但思睡和出现幻觉的症状仍旧存在。家里老人说孩子的情况是"鬼压床"，还特地去寺庙为小轩求神拜佛，但小轩的情况依然没有改观。

专家解析

案例故事中的小轩具有典型的日间过度思睡、猝倒、睡眠瘫痪、睡眠幻觉四联症，临床现象基本符合发作性睡病的特征。该病特征性的临床现象有：（1）日间过度思睡。表现为突然发生的不可抗拒的睡眠发作，可出现于行走、进餐或交谈时，在外界刺激减少的情况下，如阅读、看电视、驾驶、听课、开会时更易发生。睡眠持续时间多为数分钟至数十分钟，每天可发生数次到数十次不等，多数患者经短时间的小睡后即可头脑清醒，但不能维持太长时间。（2）猝倒。60%～70%的患者可发生无力发作甚至猝倒，常见于强烈情感刺激如发怒、大笑时。儿童患者中不典型的症状较常见，无力发作比较轻微和局限，如突然出现低头、面部表情异常或张口等。（3）睡眠瘫痪。多在入睡或起床时出现，是患者从睡眠中醒来时发生的短暂性全身不能活动或不能讲话，可持续数秒至数分钟。（4）睡眠幻觉。多在入睡时发生，可以表现为凭空视物、凭空闻声等，也可表现为梦境样经历体验。除此之外，有的孩子还可能出现夜间睡眠紊乱，主要表现为易醒多梦，多发生在入睡后 2 ～ 3 小时，通常伴有再入睡困难，患者早晨常因困倦或睡眠状态欠佳而出现起床困难。大约有 1/3 的发作性睡病患者具备上述所有症状。与此同时，肥胖、焦虑、抑郁以及与思睡症状无关的显著疲劳在发作性睡病患者中也非常常见。

"发作性睡病"一词由 Gelineau 于 1880 年提出，因此该病又称 Gelineau 综合征。发作性睡病是睡眠障碍中日间睡眠增多这一类疾病中典型的一种，该病通常在 10 ～ 20 岁起病，也有的出现在儿童期。

至今为止，发作性睡病的确切病因不明，一般认为是环境因素与遗传因素相互作用的结果。半数以上的病例症状出现前有一定的诱因，如情绪紧张、压力大、过度疲劳，病毒感染等。8% ～ 10% 的患者有家族史。目前神经科学研究表明，人体大脑里分泌的下丘脑分泌素具有促进人体觉醒的作用，而发作性睡病患者脑脊液中的下丘脑分泌素水平显著降低或缺失。

专家支招

如果您的孩子有上述症状表现，请千万重视，及早就医。建议到综合医院睡眠专科或神经内科就诊，在医院可能需要完善的检查有：抽血化验、头颅磁共振、动态脑电图以及夜间多导睡眠监测、多次睡眠潜伏期试验等。其中夜间多导睡眠监测和多次睡眠潜伏期试验是诊断该病的重要手段。

家长及老师需对该疾病的基本临床现象有所了解，应对孩子表示理解，鼓励孩子采取积极、健康的生活态度面对自身状况，安排学业负担不宜太重。同时，患者应保持规律、充足的夜间睡眠，白天应有计划地安排小睡特别是午睡来减少睡意，在课间时间积极补充睡眠，不强制参加课间活动和体育锻炼。在未来择业方面，应避免选择如驾驶、高空作业、水下作业等职业。

莫达非尼、盐酸哌甲酯或匹莫尼可以改善日间思睡；抗抑郁药（如丙咪嗪、地昔帕明、氯米帕明、氟西汀、帕罗西汀、文拉法辛等）可以改善猝倒的情况。需要注意的是，具体用药种类和剂量需遵循医生的意见和建议，切不可盲目擅自用药、停药。

总之，发作性睡病是一种以日间过度思睡为主要特征的疾病，目前为止该病病因和发病机制均不清楚，部分患者有可能自行缓解，也有一部分患者可能会长期残留一些临床症状。对待该病，重点在于积极预防，与此同时，患者应注意安全防范问题，尽早接受科学的医学帮助，结合药物治疗、行为管理等方式，大部分患者的症状能获得很大的改善，能够很好地维持正常的生活、学习和工作。

第6节

"睡美人"不是童话故事

高　东　　梁春荣

案例故事

　　小梦是一个性格开朗，相貌出众，热爱运动的 17 岁高中女生。从小学开始，小梦就有一个别致的外号——"睡神"。小梦隔一段时间就特别容易瞌睡，早上经常起床困难，在半梦半醒中被妈妈拖到学校，早自习过程中仍昏昏欲睡，下早自习后慢慢清醒，白天可正常上课，晚上回到家又早早上床睡觉，因为这种情况通常持续 3 ~ 5 天后就消失了，所以妈妈也没太在意。但是从高一开始，小梦发现自己间断性睡眠明显增多，晚上一夜无梦，但白天仍然不停地打哈欠，在迷迷糊糊中听完老师的讲课，下课后立即趴在桌子上补眠。从高二开始，小梦白天的嗜睡症状越来越严重，在学校上课时经常会睡着，无论老师、同学如何督促，小梦仍感觉很难维持清醒。最严重的一次，小梦一天可以睡 17 ~ 20 小时，连续两周才恢复正常。

　　在此期间，小梦即使起床也处于迷糊的状态，她看起来非常疲惫，犹如梦游一般，神情迷惘，目光呆滞，不理会周围发生的任何事情，对于父母的提问也不能正常回应，妈妈交代的事情也能瞬间忘记。小梦起床后直奔厕所，然后去厨房找东西吃，虽然小梦一天大部分时间都在睡觉，但胃口却比平时更好，以往不爱吃的东西也不拒绝，吃完饭后还要吃各种零食及水果，最夸张的一次是竟然一顿吃了 10 个大包子。小梦肉眼可见地胖了起来，妈妈担心小梦无节制的饮食会吃坏肚子，便给小梦安排正常的餐量，并将零食藏了起来。小梦醒后找不到东西吃，感到非常烦躁、生气，在家里发脾气、摔东西。在这段时间，爸爸妈妈及爷爷奶奶轮流照顾小梦，大家都感到非常疲惫。

　　两周后，小梦完全清醒过来，发现自己竟然这么久没有去上学，她以为自己只是做了一个很长的梦，梦见自己穿越到了另外一个世界，看到了奇奇怪怪的人，经历了一系列荒诞而有趣的故事。这次事件让小梦差一点就错过会考，小梦回学校后，同学们都很好奇她发生了什么，大家听了小梦的故事都惊叹不已，都觉得能睡这么久应该是一件非常幸福的事情，她的外号也从"睡神"变成了"睡美人"，意在调侃她是在睡眠的过程中等一个帅气的王子到来。但小梦仍然感觉很苦恼，情绪也很低落，她不明白为什么自己不能和其他同学一样正常学习，她也想通过努力学习去理想的大学完成自己的人生理想。这次两周的缺课让小梦明显跟不上其他同学的学习进度，各科老师也都利用晚自习时间帮助小梦弥补落下的功课，但额外的补课让小梦感到身心俱疲。妈妈也专门请假每天接送小梦，安排营养丰富的餐食，爷爷奶奶也每天打电话鼓励小梦，小梦仍感觉很沮丧，曾经她认为这种良好的睡眠是上天的恩赐，但现在的情况已经严重影响了自己的学习和生活，她时常想：如果我和其他同学一样偶尔失眠就好了。

这一段时间小梦的身体明显胖了一圈，她的瓜子脸变成了小圆脸，双下巴出来了，腰上也长了一圈肉，以前的很多衣服都是勉强才能穿下，虽然可以买新的衣服，但自己并没有那么开心，爱美的她天天照着镜子都感到很难过。长胖以后，小梦没有以前敏捷了，连自己擅长的长跑也觉得力不从心，她再也不能像风一样在操场上奔跑，享受快速奔跑的快乐。这些变化都让小梦感到非常焦虑和苦恼，她感觉自己得了不治之症，担心一次又一次的反复，会让自己的精力、体力都无法回到从前。

她觉得自己就是一个异类，于是害怕上学、出门，不愿意面对亲戚、邻居和朋友。

今年寒假，父母特意带小梦到省人民医院睡眠医学中心就诊，医生经过详细的询问，发现小梦在小学六年级就出现间断性的睡眠增多，父母认为良好的睡眠有利于生长发育，所以并未重视；在初中阶段，小梦仍有间断性的思睡情况，但多在假期出现，在上学期间出现时仍可坚持上学，每次持续数天后缓解，没有影响小梦的学习。结合小梦的病程及患病特点，目前诊断考虑其患有"克莱恩－莱文综合征"。该病俗称"睡美人综合征"，发病率不高，临床虽然无特效药，但有控制症状的药物"莫达非尼"。坚持服药后，小梦嗜睡的症状发作程度及频率均有所缓解，可以和其他同学一样正常学习、生活，曾经那个自信、开朗的小梦又慢慢回来了。

专家解析

克莱恩－莱文综合征也称为反复发作性睡眠增多或周期性睡眠增多，是一种罕见的睡眠相关疾病，1925年由

Kleine（克莱恩）首次报告相关病例，1936年Levin（莱文）详细阐述该病，1942年由Critchley和Hoffman将其命名为克莱恩－莱文综合征（Kleine-Levin综合征）。该病十分少见，患病率为0.0001%～0.0002%，目前文献报道世界范围内病例数仅有数百例，80%的患者于10～20岁起病，成人与幼儿首次发病者少见，男女患病率约为2∶1。克莱恩－莱文综合征的发病机制不清，可能与出生缺陷、发育障碍、自身免疫、炎症、代谢等因素有关，有报道称HLA-DQB102是可能的易感基因。

在案例故事中，小梦的发病过程具有间歇性、周期性的特点，表现为反复发作的过度思睡，并伴有认知、情绪异常，发作期间每天睡眠时间可长达17～20小时，可自动醒来进食和上厕所，同时饮食习惯改变，表现为过度摄食，不伴大小便失禁；在发作期的清醒阶段，表现出疲惫、淡漠、意识模糊、应答迟钝、近记忆力减退等，若让其强制保持清醒，会表现为烦躁、易激惹；在发作间期，小梦的睡眠、认知、情绪和进食均正常。此外，部分克莱恩－莱文综合征患者还表现出如下特征：首次发作可伴有发热、感染等前驱症状；

临床除过度思睡外，可伴精神和行为异常，甚至有强迫进食等饮食习惯改变；男性可出现性欲亢进，表现为性行为异常；每次复发的症状并不完全相同。

反复思睡的出现需要与其他器质性疾病相鉴别：①颅内第三脑室肿瘤，脑脊液回流受阻，可出现意识模糊、头痛、恶心、呕吐等症状。②各种原因引起的脑炎、肝性脑病、多发性硬化、头颅损伤、基底型偏头痛等疾病也可能出现类似克莱恩－莱文综合征的症状。③部分精神疾病，如双相情感障碍、抑郁症、季节性情感障碍中也会出现反复思睡发作，该类疾病在发作期间伴发其他症状。④有些药物或物质也可引起睡眠增多，但无周期性、反复出现的特点。

《国际睡眠障碍分类》(第3版)(ICSD-3)关于克莱恩－莱文综合征的诊断标准：A. 至少经历两次过度思睡及睡眠期的反复发作，每次持续2天至5周；B. 通常每年复发一次以上，每18个月至少复发一次；C. 两次发作间期意识、认知和行为异常；D. 发作期间必须至少出现认知功能障碍、感知变化、饮食异常（厌食或贪食）及无节制行为（如性欲亢进）中的一项症状；E. 思睡和相关症状不能用其他睡

眠疾病、内科疾病和神经精神疾病及毒品或药物滥用更好
解释。

专家支招 💡))

► **对于小梦**

针对克莱恩－莱文综合征，目前尚无特效治疗药物，
可通过药物促醒改善症状，常用的药物包括兴奋剂、抗癫
痫药、抗抑郁药、锂剂、抗精神药品等。碳酸锂对 50% 的
患者有效，其他促醒药物如盐酸哌甲酯、莫达非尼等尽管
可以减少患者的睡眠时间，但并不能改善情绪和认知功能。

► **对于家长**

克莱恩－莱文综合征通常为良性病程，多数患者在成
年之后发作频次减少、发作程度减弱，甚至可自行停止发
作。在发作期间，家长应轮流照看患者，尽量避免打扰患者，
在家里创造舒适、安静的环境，确保患者的安全。在发作
间期鼓励患者适当锻炼、均衡饮食、保持愉快的心情，注

意避免感冒、劳累等诱发因素，尽可能减少患者的发作频率。家长需正确认识该疾病的临床表现、病程发展及预后，减轻对疾病的焦虑、恐惧情绪，引导孩子树立正确的应对疾病的信念，以利于疾病的恢复。

▶ **对于学校**

当学生出现日间嗜睡情况时，需详细了解学生在学校及家庭中的作息情况，密切观察学生的日间睡眠变化情况，了解是否伴有其他症状，如夜间睡眠中打鼾、日间猝倒、睡眠瘫痪等，及时与家长沟通病情，建议学生尽早就医，及时诊治，以尽快恢复。另外，当出现该类学生时，应在任课老师及同班同学中进行相关知识的宣讲，让大家有一个正确的认知，给患病学生更多的理解、关心与包容，减少学生的自卑感，增强学生战胜疾病的信心。

第 7 节
几个孩子睡眠大不同

黄庆玲　　高　东

案例故事

　　小区里的几个女人围坐一团，正聊得热火朝天，走近一听，原来她们各自在诉说着自己孩子的情况，当妈的人总是对孩子的话题特别感兴趣。正在说话的人是小 A 的妈妈，据她说，她最近很担忧，因为孩子的问题焦虑得都快失眠了。原来小 A 的班主任向她反映小 A 最近上课老是打瞌睡，上课的时候精神萎靡，容易恍惚走神，注意力不集中，近两次的课堂测验成绩比上学期也有较大幅度的下降。目前小 A 正处于初三上学期，不久就要面临中考升学考试，大家对中考的重视程度可想而知，老师把这种压力传递给了孩子，在课堂上不断加快学习进度，各科目的老师也安排了很多的家庭作业，最近更甚，每天每个学科老师都会布置作业，需要完成的作业实在是太多了。小 A 选择的是走读，每天晚自习回到家已经是晚上十点了，做完布置的家庭作业后往往已经到了十二点，等洗漱完成后，一般都在十二点半以后才能上床睡觉，而早上六点半不到就要起床上学，孩子的实际睡眠时间一天不到 6 小时，周末的时候偶尔能补补觉，但作为正处于身体发育阶段的孩子，每天的睡眠时间实在是太不足了。而且，这样的状况从初一就已经开始了，持续两年多的时间里，小 A 多数时候都是很晚睡，很早起，家长时常催促孩子早点睡早点起，但在实际生活中做起来很困难。作为母亲，看着孩子深深的黑眼圈，精神萎靡，背着书包出门的样子，她真的很心疼，同时也特别无奈，一边是现实的学习压力，一边是孩子的身体健康，难道真的就没有两全其美的事情吗？关键是孩子现在既没有足够的睡眠，学习状态又明显受到影响，这让家长十分苦恼。

　　同样，孩子睡觉的问题也困扰着小 B 的妈妈，小 B 的妈妈说自己的孩子现在上初二，孩子从小就特别容易瞌睡，晚上要睡很久，如果晚上睡足 12 小时，第二天起来整个人精神状态就特别好，假如没有睡够 12 小时，起床就特别困难。孩子起床气特别重，很容易发火、不配合，穿衣洗漱都是拖拖拉拉的，看到就让人生气，让他按时出门上学很容易就引起一场"战争"。

孩子也来不及按时吃营养的早餐，只有边走路边吃，而且孩子会觉得自己一整天都没有精神，昏昏沉沉的。因此，小 B 从小养成的习惯就是在晚上没有其他娱乐活动的情况下很早就上床睡觉，通常在晚上七八点以前上床，这样才能保证充足的睡眠，但随着年级逐渐升高，学业压力变重，很多时候他没法那么早就能上床睡觉。父母只能尽可能抓紧孩子放学回家后的时间，尽量配合孩子的时间，提前做好饭菜，让他一回家就能吃到饭，然后做作业、洗漱、睡觉。由于父母自身还有正常工作，有时因为工作需要加班或其他事情耽误了，就会和照顾孩子的安排有冲突，父母就难免时常感到时间特别地紧张、匆忙，因此也有不小的压力。小 B 的妈妈感慨：真希望孩子睡觉时间能少一点，睡那么久真是浪费时间。同时她也很担心孩子未来上高中后的学习生活安排。

而让小 C 妈妈担心的却是另外一个问题，小 C 的个子与同龄人相比较矮，父母个子都是中等，他们担心造成孩子身高不足的因素可能是孩子从小睡眠时间比较少。从婴幼儿时期开始，小 C 的睡眠时间就明显比同龄孩子少，晚上精神状态也很好，喜欢跟小伙伴或者家人玩，经常很晚才睡，即使父母有意识提前安排上床时间，他也喜欢躺在床上玩一阵儿才睡，并且小 C 早上从不睡懒觉。小 C 现在上小学五年级，每天只睡 6 小时左右，周末他有充足的时间可以多睡一会儿，但也经常在固定的时间点就醒了。小 C 白天精神很好，活动量也不小，中午也从来不睡午觉，父母担心小 C 还是一个孩子，睡眠这么少，会不会影响他的生长发育，所以也感到非常焦虑。

专家解析

　　每个人的基本生理睡眠需求时间是不同的，对孩子来说也是如此，一般来说，6～12 岁儿童每天理想的睡眠时间为 9～11 小时，不推荐不足 7 小时的睡眠。13～17 岁青少年每天理想的睡眠时间为 8～10 小时，不推荐不足 7 小时的睡眠。案例故事中的小 B 可能属于正常睡眠范围内的长睡眠者，小 C 可能属于短睡眠者。长睡眠者是指健康成年人持续性每日总睡眠时间超过 10 小时，儿童或青少年每日睡眠时间较同龄者增多超过 2 小时，而睡眠基本生理特征、睡眠结构和效率均无异常；短睡眠者是指成年人每日总睡眠时间少于 6 小时，儿童或青少年每日睡眠时间与同龄者相比明显减少，而白天觉醒状态功能不受损害。长睡眠者和短睡眠者均为正常睡眠谱中的生理变异，大多数睡眠时间需求起源于儿童或青少年时期，有的人可能有一定的遗传基础。

案例故事中的小 A 同学可能属于比较常见的睡眠不足综合征这类情况，这种情况主要是由学业压力、娱乐活动等外界因素导致的慢性睡眠剥夺所致，在学生群体或青少年群体中非常常见。通常来说，儿童青少年的入睡及睡眠维持能力多在正常范围或超过人群的平均水平。国内有关研究报道显示，当代儿童青少年普遍存在睡眠不足的情况，其严重性随学习阶段的上升而明显加重，小学生平均睡眠时间为 8.45 小时，40.2% 的睡眠时间在 9 小时以上，32.2% 的睡眠时间在 8 小时以下；相比之下，中学生平均睡眠时间只有 6.82 小时，仅 18.9% 的睡眠时间在 8 小时以上，59.4% 的睡眠不足 7 小时。可见，儿童青少年睡眠不足的情况日益严峻，严重威胁着他们的身心健康。

长期睡眠不足会导致患者在白天出现思睡、精神疲倦等不适，持续的睡眠不足与认知功能的降低显著相关，孩子可能出现注意力减退、警觉性降低、精神涣散、记忆力下降、学习效率降低、学习能力下降等。同时，长期睡眠不足还可表现为易激惹、好动、无进取心、缺乏活力、焦虑不安、烦躁多动甚至全身不适等症状，增加儿童注意缺陷障碍、多动障碍、情绪调节障碍等疾病的发病率，症状严重程度可能与睡眠不足的严重程度和持续时间的长短有关。除此之外，持续的睡眠不足会引起体内皮质醇增高，影响内分泌，也影响脑功能和结构。长期的睡眠不足也是儿童青少年肥胖、免疫力减弱、身体素质变差的高危因素之一。

专家支招

对于睡眠不足引起白天思睡等症状，需首先考虑排除有无其他器质性疾病引起睡眠障碍及白天精神疲倦，同时需鉴别是否由于心因性失眠、睡眠呼吸障碍、发作性睡病等疾病导致，必要时可到医院睡眠科或精神心理专科就诊。如无其他明显诱因，家长及孩子需共同注意睡眠情况，保证充足的睡眠时间，合理安排学习生活和进行时间管理等。

为了给孩子多争取一些睡眠时间，可以参考如下建议：

（1）控制作业时间。国家政策提倡学业减负，不仅是校内任务和课后作业的减负，更强调落实校外辅导等减负，做作业时间过长，会明显缩短儿童青少年的有效睡眠时间。（2）控制电子娱乐时间。孩子需要放松休闲，但电子娱乐时间过长也会明显损耗孩子的睡眠时间和睡眠质量，电子设备发出的蓝光会抑制褪黑素的产生，延长觉醒状态，更容易导致入睡困难及睡眠紊乱等睡眠障碍。（3）注意晚餐时间。孩子每天吃最后一顿饭的时间不宜过晚，过晚进食会增加胃肠压力，睡前过饱饮食容易对睡眠产生不良影响。（4）家长示范良好睡眠行为。家长良好的睡眠行为习惯对孩子有着极强的示范作用，为了改善孩子的睡眠，家长应该努力成为孩子的睡眠好榜样，保证规律和健康的作息时间。

　　短睡眠者白天若无因缺乏睡眠引起的不良临床表现，一般不需要用药物刻意延长夜间睡眠时间。长睡眠者通常需安排好自身学习及生活作息时间，一般也不需要药物干预。

第8节

我的生物钟不由我

黄庆玲　　高　东

案例故事

　　张小鹏是一名初一男生，在某重点中学实验班读书，由于学校距离自己家有一段距离，父母选择让他住读。小学期间，小鹏的学习成绩是比较好的，随着学习科目的增加，老师教学进度的不断加快，小鹏学习起来越来越吃力。小鹏自诉睡眠不好，在学校规定的晚间寝室熄灯时间后很久都无法入睡。学校一般在晚上十点半熄灯，同寝室的其他几个同学通常很快就能睡着，听着同学熟睡的声音，小鹏躺在床上翻来覆去，怎么都睡不着，通常要在凌晨一两点才能入睡。小鹏入睡之后睡得很沉，睡眠质量良好，早上醒来还想继续睡，但学校早上有统一的起床闹铃，有晨读课必须参加，所以必须在六点半之前起床。小鹏感到起床特别困难，他无数次靠着意志力万分艰难地起床，匆匆忙忙地洗漱、吃早餐，再坐进教室。早上他人虽坐在教室，却精神不振，止不住地犯困、打瞌睡，注意力无法集中。

小鹏是一个对自己的学习要求很高的孩子，犯困的时候一般会强迫自己打起精神，通过掐自己的大腿或站立着听课才能勉强熬住，通常要到上午两三节课后才能感到完全精神起来。久而久之，老师上课时讲的很多新知识点他都不能及时理解和记住，课后需要花费更多的时间和精力来理解和复习，加之各学科课后作业不断增加，近来小鹏感到越来越力不从心，一学期下来身心特别疲惫，学习成绩也是不断下滑，他压力很大，感到焦虑和痛苦。

最让小鹏开心和放松的时候就是周末和寒暑假，他可以在自己的房间里自由地休息和睡觉。因为这段时间可以玩到凌晨一两点再睡觉，所以晚上他很快就能睡得着，也可以睡到自然醒，醒来之后精神状态也比较良好。

据小鹏妈妈描述，由于父母工作繁忙、家里没有老人帮忙照顾孩子等诸多因素，自小鹏上幼儿园后，妈妈就习惯了接小鹏放学回家后再顺路一起去菜市场买菜，接着回家洗菜做饭、吃饭、做家务，稍作休息，再陪小鹏玩耍、洗漱等，一系列家庭常规生活琐事忙下来，小鹏的休息时间就已经偏晚，通常在

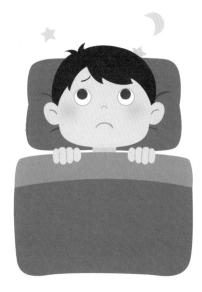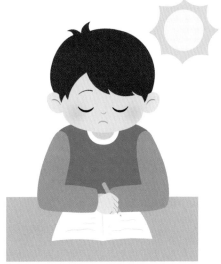

十一点半以后才会上床，所以小鹏从小就习惯了晚睡。在幼儿园阶段，因为作息时间不作要求，所以小鹏早上都是比较晚才到幼儿园，在小学阶段，小鹏也通常在十一点半左右睡觉，晨起虽稍困难，但基本能正常学习和生活。

升入中学以后，学习压力变大是众所周知的事情，小鹏的父母是比较开明的人，认为周末是难得的休息时间，会在周末给孩子做很多好吃的，并且允许他在做完作业之后玩玩手机和游戏，小鹏时常在周末玩到凌晨一两点甚至三点，白天补觉父母也不会去打扰他。直到几个月后，老师反应小鹏时常在课堂上精神不佳，注意力不集中，上课老是走神，学习成绩下降，父母这才开始重视孩子的作息时间。父母认为小鹏的问题是他过度玩手机造成作息时间不规律，所以对小鹏指责批评，对周末回家的小鹏实施严格管理，要求他晚上十一点前必须睡觉，并且把他的手机没收。这样的行为激起了小鹏的强烈不满，他和父母发生了激烈的争吵，坚持说自己根本无法在十一点睡着，父母却认为小鹏是想玩手机，甚至是手机成瘾。父母很着急，认为小鹏可能有心理疾病，带着小鹏去看了医生。医生认为小鹏并没有明显的情绪问题，建议先规律作息。后来，妈妈试了很多偏方，喝牛奶、泡脚、跑步、香薰……这些方法她都尝试了一遍，小鹏还是该睡觉的时候睡不着，该起床的时候起不来，周末和节假日会睡得很久，睡到中午甚至下午才起床。

专家解析

案例故事中的小鹏主要考虑存在睡眠觉醒时相延迟问题，这个问题属于昼夜节律失调性睡眠觉醒障碍中的一种，简而言之，就是孩子体内负责管理睡眠规律性时间的生物钟比同龄的孩子明显推后，而非他本人主观不想睡觉或故意推迟睡眠时间，同时，他的睡眠总时间一般不比同龄人短。睡眠觉醒时相延迟障碍主要表现为：（1）难以在期望的时间入睡和觉醒，通常入睡时间推迟不低于 2 小时。典型患者在凌晨两点至六点之间难以入睡，没有外界环境约束的情况下，通常自然睡醒的时间是白天的上午十点到下午一点之间。（2）每天入睡与觉醒的时间基本一致。（3）如让患者按照自己的作息时间睡觉，睡眠与觉醒的时间虽然推迟，但相对稳定，可保持 24 小时睡眠觉醒周期，睡眠的质量正常。（4）如坚持让其早睡，会存在较为明显的入睡困难，可能继发严重的失眠，若被迫早醒，有可能出现早晨意识混乱和明显的日间思睡增多。

什么是昼夜节律呢？如古人所说：日出而作，日落而息。这句话反映的就是人类作息昼夜节律的特征。睡眠的这种昼夜节律特征是由生物钟调节的，中央生物钟最主要的影响因素之一就是光线。白天，光线通过眼睛视网膜进入大脑时，生物钟的中枢部位下丘脑视交叉上核接受到光线后，就会发出信号，抑制分泌褪黑素，促进食欲素分泌，人就会保持清醒。

而在夜晚，没有光线进入大脑时，机体就会分泌褪黑素，产生自然睡意。而现在年轻人普遍睡眠时间推迟的原因可能与电子产品的普及使用有一定关系。手机、平板电脑、笔记本电脑等电子产品都会发射蓝光，抑制松果体分泌褪黑素，从而影响入睡时间。所以，合理使用电子产品，设置使用时间，对睡眠时相延迟的孩子来说尤为重要。

此外，昼夜节律还受到运动时间、进食时间、学习活动、跨时区旅行、倒班等工作的影响。比如，运动时间过晚。有的人习惯在睡前进行跑步、游泳、打球等剧烈运动，但通常人在运动结束后的一段时间内，脑内兴奋性物质如多巴胺等会持续分泌一段时间，使身体持续处于兴奋状态，从而影响睡意的产生。而进食时间如果过晚，胃肠内未消化的食物会让胃肠的负担加重，产生饱腹、胀满等不适感，也会影响作息。跨时区的旅游等，会导致短时间内身体的生物钟和外在世界的时钟之间出现明显差异，从而明显影响身体的睡眠规律，出现节律紊乱。另外，有一部分人的昼夜节律还可能与一定的家族遗传相关，表现为父母的遗传基因影响了孩子的行为表达，父母是晚睡型，孩子也是晚睡型。

专家支招

建立规律的生活作息习惯。对于由习惯性熬夜等不良行为方式导致昼夜节律时相延迟的未成年人，应重新调整日常社会家庭活动以及学习、运动、饮食、娱乐时间等，做好时间规划，按社会通常作息时间重新设定新的上床及起床时间，保证与年龄相符的睡眠时间，一旦形成了早睡的作息习惯，应严格遵守。同时，平时应注意有了睡意再上床，下午四点以后不应饮用咖啡、浓茶等兴奋性物质。

有意识地进行定时光照。光线是影响人体生物钟的主要因素之一。在改变生物节律方面，室外的光线比室内的光线更有效果。在自然条件下，如果有条件能够及时接触早上的光线，则应在早上起床后尽量打开窗户或拉开窗帘，让阳光照进室内，更提倡在课间、周末或节假日时间走出室外，接受阳光的照射，特别是早上七点至九点的光照。如果没有足够的时间和机会外出接受自然光照，可以考虑选择室内的强光照射，具体亮度和时长需参考医生正规建议。与此同时，避免下午四点后的强光照，采取如调暗室内光线、戴太阳镜、限制晚上及睡前电子产品的使用时长等方式，降低光线对大脑的唤醒作用，让生物钟提前。

　　总体而言，如果孩子的睡眠模式与自身的学习、工作或社交需求时间相一致，不明显影响其正常的社会功能，则不需要治疗。如果明显影响日常生活及学习，则需要积极干预，重新调整到适合自己的生物钟。

第9节
爱梦游的亮亮

蒋成刚　　彭亚东

案例故事

　　亮亮是一个 8 岁小男孩，目前上小学二年级。他成绩优异，平时在小区里遇到认识的叔叔阿姨都会热情地打招呼，特别有礼貌，跟小朋友玩耍时懂得谦让，从不对弟弟妹妹发脾气，在学校和班上同学相处得也很融洽。但是这段时间，有一件事一直困扰着亮亮和他的父母，也给家人的心中蒙上了一层阴影。

　　事情的发生是从亮亮跟父母分床睡开始的。亮亮上小学二年级后，父母觉得孩子已经长大，应该学会独立了，所以开始让亮亮晚上一个人睡觉。起初亮亮有些害怕，但父母安慰了几天后亮亮也接受了。一天夜里，奇怪的事情发生了，亮亮的妈妈来到亮亮的房间，想看一下亮亮有没有盖好被子。妈妈来到房间后，发现亮亮并没有在床上，而是站在窗户边，他眼神呆滞，对妈妈视而不见，妈妈跟他说话他也不回答，过了一会儿就回到自己的床上躺下睡觉了。亮亮妈妈给孩子盖上被子就出去了，她以为是孩子贪玩，并没有多想。

两个月后，奇怪的事情又发生了。一天晚上十一点多，亮亮妈妈正在卧室玩手机，突然听到外面有开门的声音，不一会儿就听到客厅里有脚步声，亮亮妈妈来到客厅，看到亮亮正在客厅里走来走去。亮亮妈妈赶紧喊亮亮爸爸起床，一起来到客厅，他们轻轻喊了几声"亮亮"，但亮亮毫无反应，动作还很僵硬，一会儿就径直走回了卧室，拖鞋都没脱就躺在床上睡着了。第二天一早，亮亮妈妈就来到亮亮房间询问昨晚发生的事情，但亮亮对昨晚发生的事情竟然一无所知，坚持认为自己一觉睡到了天亮。亮亮妈妈回想起两个月前的类似情景，意识到亮亮可能生病了，但由于这种情况出现的频率很低，所以并没有带亮亮去医院就诊，但是这件事在她的心里留下了一层阴影。

后来的几个晚上，亮亮父母每晚都睡不踏实，总是注意着亮亮房间的声音。终于，更加可怕的事情发生了。一天夜里三点钟左右，亮亮的房间再次传来了开门声，亮亮的父母决定好好观察一番，便拿出手机记录了起来。但是这次亮亮并没有在客厅里走来走去，而是打开家里的大门走了出去。亮亮父母就

紧紧地跟在亮亮后面，一直来到了小区
的健身跑道上，眼看亮亮就要沿着跑道
走出小区了，亮亮妈妈正准备叫醒亮亮，
但亮亮爸爸说："他可能是在梦游，我

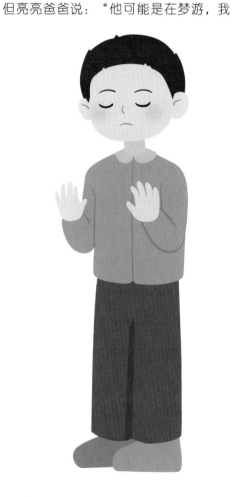
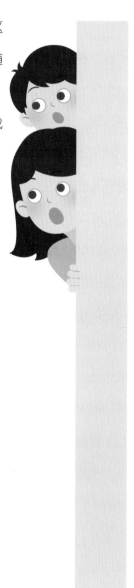

听老人说，梦游的时候不能叫醒他，不然会出大问题的！"亮亮妈妈也想到确实有这种说法，就没有叫醒亮亮，而是一直跟着他，直到亮亮慢慢地走回家里，重新爬上床睡去，连鞋子都没有脱。次日，亮亮父母把手机录像拿给亮亮看，亮亮不敢相信自己看到的一切，他对昨晚发生的事情一无所知。

　　第二天，亮亮的父母带着亮亮来到医院心理科看医生，医生在问诊后给亮亮安排了一系列的检查，包括抽血检查、脑电图检查以及夜间多导睡眠监测检查。两天后，检查结果出来了，亮亮并没有什么异常。医生告诉妈妈，亮亮的检查结果基本可以排除他有器质性疾病的可能，考虑亮亮得了一种叫作"睡行症"的疾病，就是老百姓所说的"梦游"，并且亮亮的症状可能与亮亮害怕和父母分房睡后产生的恐惧心理有关。最后，医生建议亮亮的父母在亮亮睡觉前多陪伴他，比如讲一些睡前故事，以缓解亮亮害怕的心理，让孩子知道父母一直都会陪在自己身边。亮亮的父母听从了医生的建议，每天晚上都会花一些时间陪亮亮。后来，亮亮每天晚上都能睡得很踏实，再也没有出现过梦游。

专家解析

　　根据脑电图的不同特征，睡眠可以分为非快速眼动睡眠（NREM）和快速眼动睡眠（REM）两个时期。生理学上，一般习惯根据睡眠深度的不同，将人类非快速眼动睡眠细分为4期，其中1—2期为浅睡眠期，3—4期为深睡眠期。整夜睡眠中非快速眼动睡眠和快速眼动睡眠交替发生。一个完整的睡眠周期包含浅睡眠期、深睡眠期和快速眼动睡眠期，时间大约为90分钟，正常人每晚经历4～6个睡眠周期，但在各个睡眠期中，都有可能出现异常的行为、动作、言语等事件，临床上称之为异态睡眠。

　　睡行症是通常出现在非快速眼动睡眠期的一种异态睡眠，睡行症是指睡眠和觉醒现象同时存在的一种意识改变状态，常发生在入睡后的前1/3阶段，具体表现为：患者入睡后突然起来，漫无目的地走来走去，做一些刻板的动作，比如拿起身边的东西、移动身体等，持续数分钟（一般不超过五分钟）后自行躺下继续睡觉，或者患者面部表情呆板，对其他人的言语刺激基本上不做任何反应，很难被强行唤醒，持续时间较长（可达半小时以上），后自行回到床上继续睡觉。睡行症可以发生于任何年龄，但首次发作多在 4 ~ 8 岁，一般青春期后自然消失，在成人阶段较少见。

目前关于睡行症的病因尚不明确，但最常见的有以下三种：

（1）睡眠状况。过度疲劳、情绪紧张等所致睡眠剥夺或饮用含咖啡因的饮料等，都可使睡行症的发作频率增加。

（2）躯体疾病。甲状腺功能亢进、偏头痛、脑损伤、脑炎、脑卒中等也可促发睡行症。

（3）遗传因素。遗传因素对睡行症发病也有重要的影响。有多项睡眠方面的研究显示，睡行症可呈家族性发作，子女睡行症的发病率随父母双方及其家族中患病人数的增多而增加，患者的一级亲属患病率是普通人群的 10 倍。

关于睡行症的诊断，睡行症的很多临床表现与一些器质性疾病的临床表现很相似，所以需要通过相关检查加以鉴别。在临床上，睡行症常常需要与夜间癫痫发作、心律失常、发烧、哮喘发作等相区别，因为这些疾病也可以引起睡行症的表现，所以通过全面的医学检查发现和诊治原发病非常重要。

专家支招 💡

1. **急症处理。**睡行症患者在夜间梦游时意识减退，对外界的刺激很少能做出应有的反应，如果有案例故事中亮亮那样走出家门来到马路上的危险行为，一定要予以重视。美国睡眠委员会指出，针对睡行症患者最好的应急措施就是与患者保持足够的安全距离，引导患者回到床上。但是，睡行症患者常常不会对引导语做出回应，不会听从引导者的指挥。因此我们建议家长应该与睡行症患者保持足够的安全距离，并使用合理的工具发出足够分贝的噪声唤醒睡行症患者。但要记住，一定不要试图去接触并摇醒睡行症患者，这样做很可能使睡行症患者误以为正在遭受攻击，容易引起睡行症患者做出"反抗行为"。

2. **调整生活方式。**睡行症的发生可能与过度疲劳、压力过大、过分担心害怕等因素有关，因此，家长应该帮自己的孩子合理安排作息时间，创造良好的睡眠环境，培养孩子良好的睡眠卫生习惯，使其早睡早起，避免过度疲劳和高度紧张，注意锻炼身体，使其睡眠节律调整到最佳状态，这样有利于降低睡行症的发生频率。

3. **做好安全防范措施。**例如，从床上、卧室内移走任何危险性物品，锁好门窗，在卧室门上安装红外感应器及报警器。另外，不要在孩子面前谈论其病情的严重性及梦游过程，以免增加孩子的紧张、焦虑及恐惧情绪。

4. **必要时及时就医。**只要儿童发作的次数不多，一般无须治疗，但发作时家长应注意看护，防止意外事件发生。一般随着年龄的增长，睡行症发作的次数会逐渐减少，最终彻底缓解。如果睡行症发作频繁，请及时到医院就诊，进行动态脑电图、夜间多导睡眠监测、甲状腺功能、头颅磁共振成像等相关必要的检查，如果相关检查可以排除夜间癫痫发作、胃食管反流、惊恐发作、快速眼动睡眠行为障碍、阻塞性睡眠呼吸暂停低通气综合征等躯体疾病，则可以在心理医生的指导下学习放松训练方法，必要时使用苯二氮䓬类药物帮助睡眠，该药物也有缓解患者焦虑情绪的作用。如果存在躯体疾病或精神疾病，必须针对原发疾病进行治疗。

第 10 节

每晚睡觉惊醒的小红，真的"见鬼"了吗？

蒋成刚　千　承

案例故事

　　小红今年3岁，是一个聪明伶俐、乖巧可爱的幼儿园学生，她的到来给这个幸福的家庭带来了无限的喜悦与欢乐，家人们都将她视为掌上明珠，给予了无限的疼爱和关怀。但是，一件突如其来的事情让这个家庭陷入到一场无尽的痛苦和困扰之中。小红的妈妈最近发现，一向乖巧听话的小红，在入睡一个多小时后，总是会突然从床上坐起来，双目睁大直视前方，并不断发出尖叫、呼喊，甚至大哭，她呼吸急促，面色苍白，双手也在空气中来回不停地挥舞，神情尤为惊恐，嘴里还时不时喃喃自语，说着一些让人摸不着头脑的话，仿佛见了鬼一般，让人手足无措。起初爸爸妈妈还会尝试着轻声呼唤她的名字，试图将她从噩梦中唤醒。但是无论爸爸妈妈怎样努力，小红都不会回应他们，对周遭事物更是毫无反应。即便爸爸妈妈强行将小红唤醒，小红也只是一味地沉浸在原本的惊悚情绪中一言不发。不过，这种发病的症状常常只持续几分钟便能自行消除，小红也无需爸妈的安抚就能自己重新睡着，所以爸妈虽然担心，也没有将这件事情太放在心上，安抚小红入睡后就自行离开了。

小红做"噩梦"的次数越来越多，再加上次日爸爸妈妈询问小红昨晚发生的事情时，小红又总是一问三不知，仿佛失忆

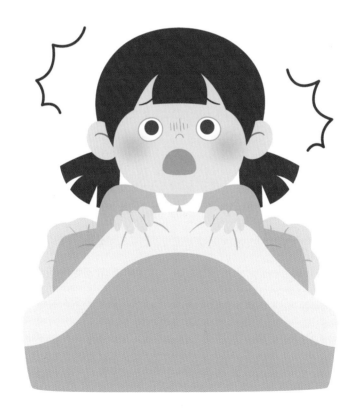

了一般，对前一天晚上发生的事情没有一丝一毫的印象，这些让小红的爸爸妈妈越发觉得不太对劲，他们认为这绝对不是白天受到惊吓晚上做噩梦那么简单。然而面对女儿每夜短短数分钟的发作，小红的爸爸妈妈却总是毫无办法，甚至感觉到异常煎熬，他们能做的也只有将女儿紧紧抱在怀中，默默承受着小红每一次的哭闹，自己黯然神伤。

经过一段时间的内心煎熬和挣扎，小红的爸爸妈妈逐渐意识到放任病情发展是不可取的，便带着小红四处寻医问药，拜访各大医院的名医名师，做了一系列的检验和检查，但得到的结果均是无异常、未见器质性病变，医生也都无法给出明确的病因和诊断。繁复的抽血和检查反而让年幼的小红吓得不轻。可对于父母而言，眼睁睁地看着孩子因病受罪却又无可奈何，才让人更加煎熬。家中的爷爷奶奶无意间知晓小红每夜发生的怪事，在他们陈旧且封建的思想里，小红一定是沾上了什么"脏东西"，普通的医药是无法治愈的，爷爷奶奶坚信只有"神仙"才能救命。小红的爸爸妈妈也抱着"死马当作活马医"的心态，认为试试也无大碍，便赶紧去请来一位"世外高人"为小红开坛做法。然而经过"高人"的一系列复杂仪式，小红喝下符水之后，当天晚上症状仍旧发作了，没有丝毫的改善。为此，小红的父母心如刀绞。

后来，寝食难安的爸爸妈妈不甘于放弃，便开始利用现代互联网技术，在网上搜索相关发病症状，并发帖求助。终于，他们在网上联系到许多有类似情况的患儿家属，了解了相关病情资料后，在其他家长的建议下，小红的爸爸妈妈带着她去了医院睡眠心理科就诊求助。经过医生的耐心询问和悉心解释，小红妈妈才正确认识到，自己的女儿不是"见鬼"，而是得了一种十分常见的儿童睡眠障碍—— 睡惊症，爸爸妈妈这才将悬着的心缓缓放下，积极配合治疗。

专家解析

睡惊症又称夜惊症，是一种常见的睡眠障碍，可发生在儿童的任何时期，发病率约为 3%。其主要表现为入睡后半小时至两小时内，患儿在睡梦中突然坐起，同时伴随极端恐惧和行为改变，例如：大多数儿童感觉极度惊慌恐惧，伴随呼吸急促、心跳加快、大汗淋漓等；少数患儿自主神经改变，则会有"幻觉"发生，如同"见鬼"一样，同时还伴有尖叫、呼喊、手足乱动、双目圆睁、自言自语等行为的改变，由于睡惊症发作时情绪比较强烈，有的甚至可能造成自伤或伤害他人，但是每次发作几分钟后又可继续入睡。多数患儿很难被叫醒，即使叫醒后也可能会意识不清，早上醒后对前一晚发生的事一般也并无记忆。

目前有相关研究报告表明，儿童睡惊症主要与以下因素相关：

（1）与遗传因素相关。约半数患儿有家族史，但对于发作表现不是很明显或发作次数很少的低龄儿童，随着孩子生长发育以及身心各方面的成熟，睡惊症慢慢会消失，视为一过性发作。

（2）与年龄、性别因素相关。学龄期儿童（不低于7岁）夜惊症发生率明显高于7岁以下的儿童。儿童由幼儿园走向学校，社会竞争的增加，给儿童造成的压力也越来越大。如学校内学习竞争过强、父母对孩子要求过高等因素都会加重儿童心理负担。大约25%的儿童会出现心理行为问题，主要表现为轻度或中度的情绪障碍，且随着年龄的增长，儿童自身理解力、感受压力的能力增强，因而出现睡惊症病例也相应增多。而且在睡惊症的发病率上，男性明显高于女性，这可能与男性儿童自身生理因素、周围环境，特别是父母对男孩要求过高有关。在我国的传统观念中，男孩被社会称为"男子汉"，作为将来家庭的"顶梁柱"角色，肩负着强大的责任感和使命感，这可能是心理压力更大的原因。

（3）与家庭因素相关。家庭因素主要体现在家庭教养方式简单粗暴、家庭不和、单亲家庭、与母亲分离、家中意外变故、居住条件恶劣等方面。家庭是儿童社会化的第一场所，不良的家庭环境因素会造成儿童缺乏安全感，在一段时间内情绪焦虑、内心矛盾，无所适从，从而导致儿童睡惊症的发生。

（4）与生活学习、人际关系相关。由于学校学习竞争性强、压力大，加之儿童涉世未深，缺乏与他人交流、沟通的能力，在处理学习与生活娱乐、自己与同学之间的关系时，常会陷入矛盾之中，从而引起心理异常，发生睡惊症。

（5）与其他不良事件刺激相关。恐怖书籍或电影、社会重大事件、交通意外等不良刺激亦可引起儿童心理异常。

例如，曾有一名 8 岁患儿在 SARS 肆虐期间，感到十分恐惧和焦虑，每晚入睡后不久即出现惊叫、哭闹和频繁呕吐。此类因素致患儿发病例数相对较少，但可能是本症的诱因之一。

（6）与性格因素相关。性格内向不喜与人交往，且缺乏课外娱乐活动的儿童，可能因缺乏与人交流，承受和释放压力能力差，从而导致睡惊症的发生。

专家支招

1. 针对不同性别、不同年龄患儿采取干预措施。医护人员要帮助家长了解不同年龄和性别睡惊症患儿的差异，指导家长正确引导学龄期儿童在入学期间进行角色转换，逐渐适应学校生活，正确对待学习成绩，鼓励他们树立自信心，化压力为动力。

2. 指导消除家庭不利因素和解决生活与学习的矛盾。社会、学校和家长要为儿童创造一个健康、宽松的成长和学习环境。医护人员要帮助家长认识到良好的教养方式、温馨和睦的家庭环境、亲子间的接触与交流、整洁明亮的居住环境，会让患儿有安全感及依赖感，进而缓解患儿恐惧与焦虑情绪。家长和老师要关心患儿的身体、学习和心理，指导他们正确处理生活与学习及人与人之间的关系，逐渐提高解决问题的能力。

给孩子创造一个良好健康的睡眠环境是有效方法，如睡前避免过多进食，睡觉时关闭灯光，保持正确的睡姿及安静的入睡环境等。对于有家族遗传史的儿童，在心理因素的作用下更加容易发作，因此在排除生理影响下，保证孩子的心理健康也十分重要。平时对孩子进行一定的心理健康教育，进行有针对性的心理疏导，消除孩子过多的紧张、焦虑、恐惧等负面情绪，形成正确认知，培养他们的意志力和开朗性格。

3. 指导家长和患儿掌握应对突发事件的方法和常识。
平时避免让孩子接触到如恐怖故事等容易给孩子造成心理刺激的事物，客观上减少能增加心理压力的诱因，并且鼓励患儿与人交往，参加各种类型的娱乐活动，培养兴趣爱好，让他们在玩耍中释放压力。

4.对于频繁发作的孩子，可以遵医嘱小剂量服用苯二氮䓬类药物，帮助提高睡眠质量。而对于大部分发作次数少，症状表现较轻的患儿，一般随着年龄的增长可自行缓解消除，预后良好，不需用药。

第 11 节
睡着睡着就胖了

蒋成刚　　赵　媛

案例故事

　　小丽是一名 16 岁的高一女生，天生丽质，从小热爱舞蹈。小丽对自己要求严格，非常自律，为了保持苗条的身材，平日注意饮食，勤奋锻炼，在舞台上格外出众，是老师和家长眼中的骄傲。

　　最近，在小丽的身上发生了一件怪事。日常生活一切照旧的小丽，发现自己这一个月体重增长了近 5 斤，这令小丽很烦恼，却又百思不得其解。小丽平日对自己的要求非常严格，饮食上也一直非常注意，多以高蛋白、蔬菜为主，并没有暴饮暴食，对于零食等高热量的食物更是严格控制。除此之外，为了更好地保持身材，小丽坚持每天体育锻炼至少 1 小时。小丽原来的体重已经保持了两三年之久，怎么突然就胖起来了呢？看着莫名上涨的体重，小丽起先感到疑惑，但也没重视。为了保持身材，小丽将每日体育锻炼的时间增加到两个小时，经过一段时间的锻炼，体重是没有再涨了，但体重也没有恢复到以前的状态。

然而，又过了三个月，小丽发现自己的体重又有所增长，增加了近 5 斤。小丽这次感觉到不对劲了，自己的饮食和生活习惯一直没有大的变动，运动量还增加了，怎么体重还是在逐渐增长呢？小丽看着镜子里的自己，陷入了深深的自我怀疑，她感到失落和迷茫，并逐渐失去了对舞蹈的信心。无助的小丽告诉妈妈，近半年自己的体重一直在增加，但不知道原因何在。妈妈鼓励小丽，保持良好的心态和规律的生活，也许慢慢就会好起来。小丽在妈妈的开导下，感到心情放松了不少，对增长的体重没那么关注了。为了进一步找到原因，妈妈带着小丽去了各大医院进行相关的检查，但都没有发现什么异常的结果。

几个月后的某一天，室友的一番话让小丽再次陷入了焦虑。室友告诉小丽，昨天半夜看见小丽坐起来吃她放在床头柜上的零食。室友们尝试呼喊小丽的姓名，但感觉她完全听不见，好像在"梦游"一样，吃完之后又躺下接着睡。小丽听得云里雾里，称自己完全不记得有这回事。不过她猛然发现自己平日放在床头书桌柜子里的零食确实少了很多，但自己完全不知道是什么

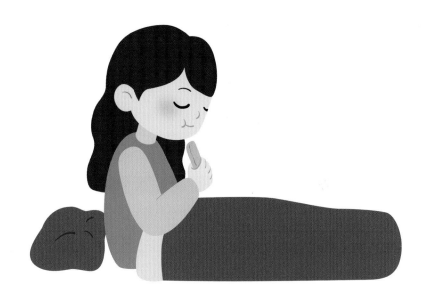

时候吃的。为了进一步找出症结，父母把一直住校的小丽接回家住。回家后的一段时间里，父母好像并没有发现异常。直到几个星期后，小丽的妈妈发现小丽大半夜坐在冰箱前吃早上剩下的面包。妈妈试图喊醒小丽，但起初小丽对妈妈的声音没有任何反应，自顾自地继续吃。妈妈很着急，最终在一阵急促的叫喊声中，小丽突然回过神，发现自己正坐在冰箱前，手里还拿着半片面包，而自己浑然不知发生了什么，此时的小丽内心感到非常恐惧，"哇"的一声哭了出来。

小丽和父母都感到非常惊讶。结合小丽室友的反馈以及近来小丽体重的增加，大家猜想是不是小丽晚上经常"梦游"，在"梦游"过程中吃了不少零食，且小丽自己浑然不知。父母想起小丽 6 岁开始就有"梦游"的情况出现。儿童时期的小丽经常会半夜起来，在屋里转悠。父母感到非常奇怪，但并没有叫醒小丽，常引导小丽回到自己卧室睡下，也没再做其他的处理。小丽梦游的频率不算太高，对她的身体健康也没有产生大的影响，所以父母没太在意。小丽担心这样的状况会更加影响自己的生活，要求父母带自己去医院就诊。

专家解析

小丽的症状可以总结如下：发生在睡眠期间的反复无意识进食现象，白天不能回忆，进食行为给小丽带来了不良的后果，且症状无法通过其他疾病所解释。上述症状符合睡眠相关性进食障碍的诊断标准。该病特征性的临床表现有：（1）睡眠时段意识模糊性觉醒后反复发生自我无意识进食和饮水，而发作时并无饥饿感。（2）反复发生的无意识进食行为常伴有以下情况，如食用特殊类型的食物、食物组合、不能食用的物质或有毒的物质；在寻找食物或烹饪食物时出现睡眠相关的损伤或潜在的损伤行为；反复夜间进食导致体重增加、肥胖、糖尿病、高脂血症等不良后果。（3）进食发作时部分或者完全缺少意识。由于进食发生在睡眠中，患者表现常类似于"梦游"，形式集中表现在进食或饮水，患者晨起后常常不记得。（4）出现症状不能用其他类型睡眠障碍、精神障碍、疾病、药物或物质滥用更好地解释。

睡眠相关性进食障碍的平均发病年龄为 22～29 岁，患病率为 4%～5%，女性占 60%～83%。该病发病形式和发病频率多样，可隐匿性起病也可突然或爆发式起病，发作频率可每晚一次或每晚多次。目前该疾病具体的发病机制尚不清楚，可能受许多因素的影响。有研究表明，该病的发病机制可能与多巴胺功能紊乱有关。多巴胺调节冲动行为，如坐立不安、吸烟和贪食症，睡眠相关性进食障碍患者常常有节律性咀嚼肌活动和磨牙等多巴胺紊乱现象。半数以上的患者在发病前就可能存在另一种异态睡眠病史，如睡行症、不宁腿综合征等。遗忘性的夜间进食障碍可能与服用的药物有关，如佐匹克隆、碳酸锂、抗胆碱能药物及某些具有镇静效果的抗精神病药物。有些患者的发病原因可能与生活习惯的改变有关，如戒烟、戒酒、物质滥用、急性应激、脑炎等。

睡眠相关性进食障碍的诊断主要依靠临床症状的判断。夜间多导睡眠监测不作为睡眠相关性进食障碍的常规评估检查手段，但在进行夜间多导睡眠监测检查过程中，往往会有阳性的发现，例如在慢波睡眠阶段出现不同程度的意识模糊性觉醒，可能伴有进食行为，或仅有咀嚼或吞咽动作。同时，在检查过程中还有可能观察到周期性肢体运动障碍、不宁腿综合征等其他异态睡眠出现。若床边放置食物，则可增加夜间进食的检出率。

专家支招

孩子及家属应该正确认识该疾病，出现症状不要惊慌，及时去医院就医。当孩子出现该类睡眠问题时，孩子往往并不知道，家长如发现有上述症状，切莫惊慌，切勿迷信，应科学对待。该病的治疗关键在于及时消除可疑药物诱发因素和纠正共病睡眠障碍。多数因药物诱发的睡眠相关性进食障碍在停药后能够明显改善。针对共病的睡眠障碍，通过积极治疗，可以逐渐减轻夜间进食症状。家长不可在观察到孩子进食行为时予以强行打断或唤醒。孩子在发作期间受到打扰，常表现易激惹和激越，造成其情绪波动大，内心产生恐慌。

对于孩子而言，平时应注意睡眠环境的调整；保持良好的睡眠习惯，保持规律的作息，每天同一时间睡觉、起床；睡前两小时不宜进行剧烈的运动，以免引起神经兴奋，难以入睡或睡眠质量不佳；运动后注意拉伸，缓解肌肉紧张，保持肌肉放松，利于睡眠；调整好合适的灯光，睡前可听一些放松的音乐进行放松；适当评估自身的饥饿感，最好能在睡前少量进食；床边尽量不放零食，或将零食锁在柜子里，能够减少进食行为；保持良好的心态，无须感到消极悲观或存在病耻感。

常见的药物治疗方式有：共病其他类型的异态睡眠，

如不宁腿综合征，可遵医嘱服用罗替戈汀透皮贴剂、罗匹尼罗、普拉克索等；继发于阻塞性睡眠呼吸暂停低通气综合征，则经过比如正压通气治疗可以同时减轻睡眠呼吸暂停和夜间进食。无共病睡眠障碍的睡眠相关性进食障碍的治疗则主要集中在多巴胺能药物和抗癫痫药物托吡酯，但目前研究仍处于初期阶段。药物治疗方案要严格遵循临床医师建议，切勿自行服药或停药。

总之，睡眠相关性进食障碍目前病因不明，以入睡后反复无意识的进食行为为主要表现，可伴有其他类型的异态睡眠，也可不共病其他睡眠障碍。病情可持续延长，也可能自行好转。该病的重点是寻找发病的原因，消除可疑药物诱发因素和纠正共病睡眠障碍。发现问题时应积极面对，切莫因过度担忧产生悲观消极想法或过度的自我怀疑，进而惧怕就医。保持良好心态，积极配合医生的指导建议，调整生活习惯，必要时遵循医嘱进行药物对症处理，大部分患者均能良好康复。

第 12 节

被噩梦吓出的心脏病

蒋成刚　　赵　媛

案例故事

　　学习成绩优异的小雨目前正式进入了高三，成了家长和老师的重点保护对象。小雨本就在"尖子班"，好学上进的她更是给自己定下了考上复旦大学这一目标。进入高三后，背负着老师和家长高期待的小雨更加刻苦努力，一刻都不敢松懈。

　　备战的效果即将迎来第一次考验，高考的第一次摸底考试在三月就要开始了。小雨信心满满，按照正常发挥，自己应该能取得一个理想的结果。然而就在考试前，一场噩梦彻底让小雨失去了信心。考前一周的某天晚上，小雨按照平常的作息在晚上安静入睡。前半夜她的睡眠还比较平稳，直到凌晨四点左右，小雨做了一个噩梦。梦里她被一只可怕的怪物追赶，怪物面目狰狞，张着血盆大口。小雨紧张万分，卯足了劲往前跑，一边大喊救命，一边加快脚下的步伐。眼看就要被怪物抓到了，小雨害怕极了，她仿佛感觉怪物的手已经紧紧抓住了自己的肩膀，小雨突然大叫一声，从梦中惊醒。妈妈听到小雨卧室传来的大叫声，赶忙来到小雨身边，只见小雨大汗淋漓，喘着粗气，面部表情紧张，双手捂在胸前。小雨看到妈妈来到身边，"哇"的一声哭了出来，断断续续地告诉妈妈噩梦的情景，她感到梦境如此真实，无比害怕。在妈妈的安抚和陪伴下，小雨再次逐渐入睡。

第二天，小雨感到精神状态极差，上课的时候很疲惫，注意力也无法集中。小雨反复回想昨天的梦，那些惊恐的画面历历在目，被怪物抓到的紧张感再次涌上心头。她不理解为什么自己会做这样的梦，认为如此可怕的噩梦，可能是在暗示自己最近可能会遇到不好的事情，这让她很困扰。小雨尝试着将自己的注意力转移到学习上，她感到情绪渐渐好转了，也能接受自己只是做了一个普通的噩梦，后来也就没有太注意。

好在小雨之后几天的睡眠都很正常。"一模"考试发挥得也不错，虽然和小雨理想的结果有一定差距，但这并没有让小雨感到灰心。"一模"考试后，小雨学习更加努力了，她也逐渐忘记了那个噩梦。然而，过了一个月左右的时间，小雨再次

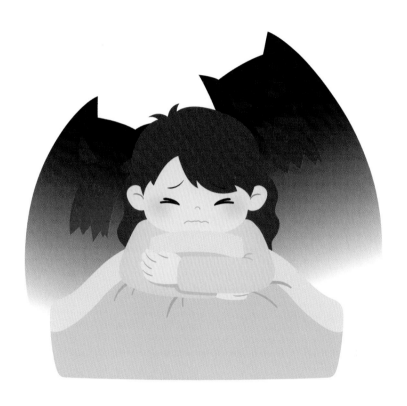

做了噩梦。梦中，小雨正在被一些身穿黑衣的"鬼影"追赶，

这些"黑衣鬼影"没有表情，面部异常诡异，眼神空洞无神，

飘荡在空中，他们拼命追赶着小雨，直到小雨被逼到一条死胡同，

眼看就要被抓住的时候，小雨大叫着从梦中惊醒了。醒来的时候，

小雨感到非常地紧张和恐惧，仿佛那些"黑衣鬼影"还在自己

的身边。小雨感到心跳加速，呼吸困难，她大口喘气，痛苦地捂住胸口，久久不能平复，再次哭出了声。妈妈听到小雨的哭声，赶忙来到小雨身边。小雨告诉妈妈自己再次做了噩梦，而且比上次的噩梦更加恐怖。

然而这次，小雨并没有从噩梦的阴影中很快走出来。在接下来的一段时间里，小雨陆陆续续地做了多次类似的噩梦，她经常在半夜惊醒，同时还会伴随着强烈的心慌和胸闷。到了晚上，小雨会不由自主地害怕睡觉，害怕再次入睡后进入可怕的梦境。小雨感到白天的精神越来越差了，常常控制不住回想噩梦的情景，频繁地感到莫名心慌、呼吸急促，有时坐立不安、心烦气躁。与此同时，小雨在上课时注意力越来越无法集中，学习状态愈发不佳，学习效率下降，这让小雨感到更加愧疚和懊恼，对考上复旦大学这一目标也感到力不从心。小雨和妈妈都怀疑是不是得了心脏病，马上到市里大医院的心内科进行了相关的检查，包括心电图、心脏彩超等一系列检查，但结果都提示一切正常，这让小雨和父母更加疑惑了。医生提醒小雨，也许是小雨精神压力过大，导致睡眠情况恶化，进一步诱发了小雨的焦虑情绪，建议她去心理科就诊。

专家解析

　　结合案例故事中小雨的症状，考虑其患有"梦魇障碍"。发病原因可能是小雨目前正值高三，学习压力过大，且小雨对自己要求较高，导致精神压力过大，潜意识中感到焦虑，而自己未及时察觉，焦虑情绪就表现在睡眠不安和频繁做噩梦上，这一睡眠症状则成为小雨的"压力晴雨表"。

　　梦魇障碍是一种常见的异态睡眠，是发生在睡眠周期中的以恐怖不安或焦虑为主要特征的梦境体验，常常导致觉醒，且事后患者能够详细回忆，也被称为梦中焦虑发作。70%的儿童有过偶尔的梦魇，50%～80%的成人有过一次或多次的梦魇经历。创伤后应激障碍患者在创伤后 3 个月梦魇的发生率约为 80%，有的甚至持续终身。

　　梦魇障碍可发生于夜间睡眠或午睡，通常发生在后半夜或睡眠的后半段，表现为一个长而复杂的噩梦，是一种令人感到痛苦的精神体验，并导致觉醒和睡眠中断。患者常常从不同程度的焦虑中惊醒，对噩梦的内容能够清晰回忆。梦的内容常常涉及自身安全、生命财产受到威胁等，越是接近梦的结尾，梦的内容越是离奇恐怖。患者多梦见自己被追赶、围攻，或陷入水深火热、山崩地裂的情景之中，或处于非常危险而又绝望无助的紧要关头，以至于患者在梦中感到恐惧万分，拼命脱逃，想喊喊不出，想跑跑不动。患者在这时可能出现呻吟或惊叫，进而觉醒，并伴有心率和呼吸加快的症状。患者醒后能够清晰回忆，对梦魇的记忆常常让患者感到心有余悸。频繁的梦魇障碍会严重影响患者睡眠质量，日久后引起焦虑、抑郁及各种躯体不适，常常使患者十分困扰。

梦魇障碍的诊断标准为：A. 反复出现延长的、极度烦躁的和能够很好回忆的梦，通常与威胁生存、安全或身体完整性的内容相关；B. 从梦境中觉醒后，个体可迅速恢复定向力和警觉性；C. 梦境的体验或从梦中醒来所产生的睡眠障碍，会在社交、工作或其他重要的功能方面造成显著的痛苦或损害。

梦魇障碍的发病机制尚不清楚。频繁的梦魇发作可能与特定的人格特征有关，而精神因素也是梦魇障碍的常见发病因素。例如儿童在睡眠前阅读、听到或观看了惊险恐怖的故事，可能诱发梦魇；患者近期精神压力过大、情绪紧张、过度疲劳或近期经历了创伤性事件，也可能频繁发生梦魇障碍。

环境因素也可能造成梦魇障碍的发生，例如卧室的空气较污浊，空气不流通，温度较高，被褥较厚，睡眠过程中胸前或者四肢受到束缚压制。另外，躯体因素，如鼻炎引起的呼吸通道受到阻碍，或晚餐进食过饱引起胃部消化不畅，也是梦魇障碍的发病因素。除此之外，一些药物，如非苯二氮䓬类药物、抗抑郁药物等的使用也与梦魇障碍的发生有关。

专家支招))

▶ **对于孩子**

对于孩子而言，偶尔出现梦魇障碍属于正常的现象，一般不需要治疗，无需因一次梦魇障碍体验产生过度的紧张、担心，甚至恐惧睡眠。平时保持规律的睡眠作息，营造良好的睡眠环境，调整好卧室的温度和光线，被子切勿过厚，选择轻柔棉质的床品。睡前可适当运用瑜伽、冥想、运动等减压技术缓解日间的焦虑情绪，不接触恐怖的图文影像，尽量不回想让自己感到有压力的事件，放松入睡。

若孩子梦魇障碍频繁发作，或梦魇障碍影响到日常学习与生活，应积极就医。首先，病因的寻找特别重要。应仔细查明发生梦魇障碍的原因，例如近来是否经历创伤性事件、是否情绪过度紧张、是否过度劳累或压力过大、是否晚餐食用过饱、是否有接触恐怖图文影像等。若由精神因素引起，需要积极处理情绪问题，缓解焦虑情绪，适当放松，调整生活节奏。如果情绪过于紧张，且严重影响睡眠及日间功能，必要时可遵医嘱进行药物治疗，以改善睡眠及情绪。

必要时可积极采用心理治疗。例如认知行为治疗能够帮助孩子正确评估自身心理健康状态，对梦境的内容加以讨论和解释，理解梦境的意义，可使症状明显缓解，大大降低孩子对梦魇的恐惧感。其他心理治疗方法如系统脱敏治疗、催眠治疗等，也均能有效缓解焦虑、恐惧情绪，缓解梦魇障碍的症状。

第 13 节
我是被鬼缠住了吗？

段莉肖　段海水

案例故事

　　小陈是某重点中学的初三学生，今年 15 岁。小陈性格开朗、温文尔雅、勤学好问，擅长各项体育运动。在同学们心中，他是班级里的飞人"刘翔"，是班级里的文学家"曹植"，亦是班级里的"雷锋"；在老师眼里，他是老师的"左膀右臂"，是优秀的班干部，是同学们学习的标杆；在家长眼里，他是父母的骄傲和自豪。可这样一个品学兼优的学生，却在午间休息的时候突然发出了一声怒吼，打破了校园的宁静。老师和同学们向小陈投出惊讶的目光，似乎都不敢相信这个不和谐的声音来自小陈。通过询问，老师从小陈的诉说中知道了事情的原委，并及时联系了家长。

　　小陈对自己的要求很高，希望自己什么事都做到最好，再加上老师和父母的期望，压力就如滚雪球一般越滚越大，越是临近考试，小陈的压力就越大。他每天在完成了学校的学习任务后，还自行额外增加学习量，每天挑灯夜读，有时疲倦了就趴在桌子上蜷缩至天明。

一个月前，为模拟考试积极做准备的小陈依旧学习至深夜，累了就双臂叠放在课桌上，侧着脖子枕臂，准备短憩后继续奋战。没想到，小陈竟然睡着了，别扭的姿势并没有让小陈舒适安眠，反而让他觉得胸口似乎有什么东西压着，好像要把胸腔里的空气都挤出去一样沉重，四肢也像是上了枷锁一般，可他却没有力气摆脱这种束缚，就这样僵硬着身体，连一根手指都无法活动。

好闷！好累！小陈于蒙眬中感觉身边似乎有黑影在活动，在耳边同自己说话，但是却无法集中注意力去细细辨别其中的内容。他好想睁开眼睛，可感觉眼皮似有千斤般沉重，自己一点力气也使不出来，手脚和四肢也不听自己使唤，无法活动。小陈害怕得想发出声音求救，但脖子似乎被一只手死死地捏住，即使拼命挣扎也无法出声，小陈恐惧害怕的情绪陡增，心跳逐渐加速，似乎要从咽喉跳出来一样，额头也急出了层层薄汗。似被"黑影"点穴缠绕的小陈拼尽最后一点力气从桌前突然坐直，喘着粗气的他发现四周和睡前并无区别，自己也能正常活动和言语，但台灯照射下浸湿的课本、惨白的脸色、汗湿的衣裳、慌乱的心跳以及惊恐的情绪，这些都告诉他刚刚的经历不是一场梦，惶恐的小陈怀着惴惴不安的心情窝在被子里熬至天亮。

此后，这种情况又在小陈身上反复发生数次，有时是在床上睡着后，有时是在刚趴在桌上休息时，不分白天黑夜。就在前一晚，小陈又发生了这样的情况，而发生的事情好像噩梦一样在他的脑子里挥之不去，但是这不像是梦境，反而真实得可怕，真实得让人窒息。

临近中考，小陈中午躺在床上短憩后准备起床，却发现自己的身体根本不能动弹，就像被巨石压着一样，压得他透不过气来。他的心脏剧烈地跳动着，像是要从身体里蹦出来，跳动的声音越来越响，力度也越来越大，胸腔有种被撕碎的疼痛感。他的四肢似乎也失去了知觉，动也动不了，自己好像已经没办法支配它们了。小陈咬着牙，尝试动了动自己的手，但是手还是靠在床上一动不动，根本没有一点反应。他感觉眼球快要从眼眶之中爆裂出来，什么也看不清，只能隐约感觉到头顶微弱的灯光。他的视线越来越模糊，呼吸也从开始的急促到慢慢停止，他能感到最后一口气要从肺里被抽出去，自己想要反抗、挣扎，却根本无能为力。正当小陈感到绝望时，他突然听到窗外一声巨响，原来是摩托车发出的轰鸣声，这时他的心脏猛地跳动了一下，那个压在身上的沉重的东西一下子消失了，一大股空气涌进鼻腔，他险些被呛到。小陈感觉眼睛胀痛，他试着挪动一下手，手指缓慢地做出了反应。同时，他的肺经历了一阵剧烈的抽搐，猛地收缩、扩张，产生了强烈的刺痛感，心脏跳动的频率也变得杂乱。他重重地喘着粗气，汗水浸透了他的头发，顺着脸流了下来，逐渐恢复正常的小陈有种"劫后余生"的感觉。

临近考试的压力、长期睡眠欠佳和闷热的天气，这些因素加在一起，于是就导致了故事开头的那一幕。家长知道情况后，及时带小陈去就医，好在处理及时，这件事并没有对小陈的中考造成太大的影响。

那么，你知道小陈怎么了吗？小陈是生病了吗？

专家解析

小陈遭遇的情况就是民间所谓的"鬼压床"，科学定义为反复发作的孤立性睡眠瘫痪或睡眠麻痹，是指在睡眠时突然有意识，能清楚地感受到周边的环境，但是身体不能自主活动的短暂的恐怖体验，伴有胸闷、心跳加速，甚至伴有幻觉（听觉、视觉、触觉）等现象。睡眠瘫痪每次发作可持续几秒至数分钟，可以自行缓解，也可以随感觉刺激而消失，如被触碰、尝试活动或听到声音等。

"鬼压床"与鬼没有关系，是大脑已经清醒但躯体仍处于休息状态的一种分离现象，最常见于青少年，但一生中均可发作，普通人患病率为 7.6%，学生为 28.3%，精神病患者为 31.9%。睡眠瘫痪可能是癫痫、偏头痛、焦虑障碍、发作性睡病、阻塞性睡眠呼吸暂停低通气综合征等慢性疾病的继发性表现，并且某些药物也会引起睡眠瘫痪。

而案例故事中的小陈反复出现的睡眠瘫痪可能与其过度疲劳、紧张焦虑、生活作息不规律、心理压力过大有关；也可能与其不良睡姿有关，比如趴着睡、蒙头睡、体位受限、枕头过高等，这些不良睡姿都会引起呼吸不畅，阻塞呼吸通气，使脑部供血减少，导致脑部缺氧，诱发睡眠瘫痪。

专家支招 🔔

　　1. 如何预防"鬼压床"？ 睡眠瘫痪偶尔发作不需要特殊的治疗，发作时需要冷静看待，切忌恐惧害怕，越是反抗，越容易造成身体和情绪的紧张，延长肢体麻痹时间，增加痛苦体验。通过心理上放轻松，可以恢复肢体活动：首先反复多做几个深呼吸，然后快速让眼球做圆周运动、眨眼，千万不要沉浸在幻视、幻听情节里，从小肌肉逐渐活动到大肌肉，比如收缩嘴周的肌肉，移动下颚和舌头，让自己的大脑充分活跃起来，慢慢地肌肉张力开始出现，直至恢复正常。

　　平时生活中可以通过以下几个方面预防睡眠瘫痪的发生：

　　一是保持积极健康的心理状态，避免过度疲劳、紧张；对社会竞争、个人得失等有合理的认识；找到合适的宣泄途径，避免因挫折导致心理失衡。

　　二是按时作息，形成规律的睡眠生物钟，不要熬夜，保证充足的睡眠，保证精力充沛，养成良好的睡眠习惯。

　　三是注意睡眠环境，保持卧室清洁、安静，避开光线刺激,经常变换睡姿或选择适宜的卧具,如采用右侧卧位,枕头以 8 ～ 12 cm 为宜。在日常生活中要注意自我调整,适当运动。只有做好细节,才能降低睡眠瘫痪的发生频率,提高生活质量。

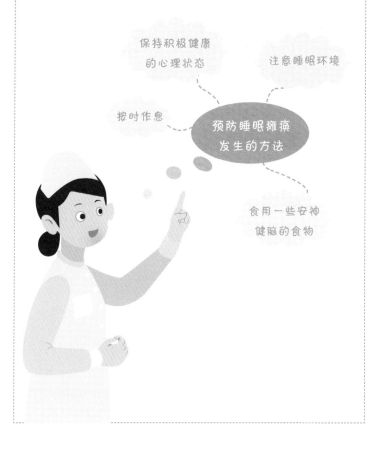

保持积极健康
的心理状态

注意睡眠环境

按时作息

预防睡眠瘫痪
发生的方法

食用一些安神
健脑的食物

此外，在日常生活中常食用一些安神健脑的食物，比如牛奶、核桃、桂圆、莲子等养心补脑的食材，对睡眠瘫痪的防治也有一定的作用。

2. 什么时候需要治疗？ 睡眠瘫痪是一种睡眠障碍，是睡眠—觉醒交替时大脑和躯体暂时脱节的一种现象，如果发作频率高，且影响日常学习及生活，需及时就诊，采取必要的检查和治疗。

临床上可以通过夜间多导睡眠监测和多次睡眠潜伏期试验帮助诊断睡眠瘫痪，并使用一些药物治疗睡眠瘫痪现象，如氯米帕明、文拉法辛、苯丙胺、氯酯醒、哌醋甲酯、左旋多巴等。我国传统医学中的药方"柴胡加龙骨牡蛎汤"对睡眠瘫痪也有改善作用。不过，任何药物的使用均需在医生的评估指导下进行。

第 14 节

有的"尿床",并不是长大就好了

胡　承　段海水

案例故事

　　小林是某中学初三学生,今年 15 岁。她出生在一个温馨和睦的家庭,父母很疼爱她。小林从小就比较独立,性格也活泼开朗,是父母的掌上明珠,邻居们的"开心果"。小林就这样在大家的关爱下快乐地生活、成长。

　　小林上幼儿园时偶尔会尿床,老师和父母觉得孩子还小,这不是什么大问题,等孩子大点了,各方面身体机能发育好了,自然而然就不会有这样的情况了,但是这种情况一直持续到幼儿园结束。上了小学,小林尿床的情况有了一些改善,父母也觉得孩子的情况在慢慢变好,觉得只是自己的孩子发育比别的孩子稍微迟缓一些,加上女儿成绩好、性格好、人缘好,各方面都很优秀,也就没特别在意这个问题。

　　转眼间小林上初中了,由于她成绩优异,被离家远一点的重点中学录取了，小林就开始了她的住校学习生活。初一刚开始，小林的学习成绩稳定，性格也好，但慢慢地，老师发现小林上课经常走神，发呆，喜欢一个人玩耍，不愿意和同学们交流。以前一回到家，小林就有说不完的话，喋喋不休地和父母说起学校的趣事，但是现在一回到家，小林却变得沉默寡言，畏畏缩缩，喜欢一个人待在房间里。母亲认为孩子正值青春期，也没怎么在意她的这些变化。直到初一结束，期末考试成绩出来，母亲才发现小林成绩下滑厉害，刚开始母亲以为小林早恋了，了解过后知道小林没有早恋的问题，母亲才打消了疑虑。

一眨眼小林要上初二了，不过小林死活都不愿意住校，母亲联想到小林以前的表现，以为女儿在学校遇到了麻烦，被其他学生霸凌了，找老师和同学了解过后，发现并不是这个问题。于是母亲就以为女儿是青春期叛逆，便顺着女儿。后来，父母发现小林会自己洗被套床单了，他们特别欣慰，觉得孩子长大了，可以完全照顾好自己了。在家住期间，小林的学习成绩稳定了起来，性格也有了一些变化。

一晃小林初三了。初三是升高中的关键时期，同时作业量增加，学习压力增大，小林的身体日渐消瘦，除此之外，她的

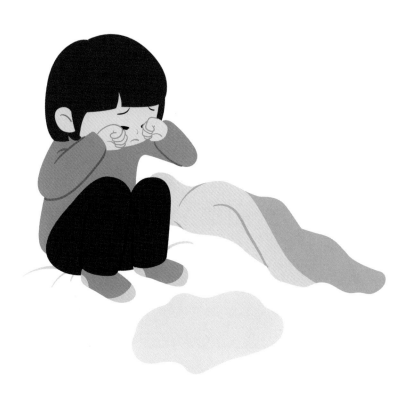

性格也发生了转变，小林又开始不爱与人交流了，这和小时候的她完全是两个人。父母以为是孩子压力大造成的，也不敢多问。看着日渐消瘦的女儿，母亲心疼极了，心想自己虽然不能替女儿分担学习压力，但是可以做好后勤保障工作。于是，母亲每天换着花样给女儿做各种美食，保证女儿的营养充足。第一次模拟考试结束后，小林的成绩不怎么理想，回到家后，她把自己关在房间里嚎啕大哭。小林从小到大都没这样哭过，于是母亲赶忙走进房间，安静地陪在女儿身边，等小林平静下来后，母亲才问小林怎么了，这次小林再也绷不住了，抱着母亲边哭边说出了原因。

原来，小林尿床的情况一直都伴随着她，这也是她为什么变得不愿和人打交道，以及她初二不愿住校。她会自己主动清洗床单，也是因为害怕自己身上"有味道"，害怕这个缺陷被同学发现。母亲听后，抱紧小林默默地流眼泪。

听完小林的哭诉，母亲也陷入了沉思，她感到特别内疚和自责，觉得是自己的疏忽，导致女儿有这么大的心理压力，让女儿独自一个人扛了这么久。因为小林从小就有尿床的情况，每天早晨起来的时候，床单总有一块是湿的。刚开始，小林父母觉得这是孩子小的正常表现，并没有重视。但小林在 5 岁后依然有尿床的情况，父母尝试过夜间叫小林起床上厕所，但是依然不起作用。因为感到羞耻，小林不愿意去医院检查，父母也觉得可能随着小林长大，尿床的情况会自然好转。但小林长大后，尿床情况依旧存在，这让小林在同学和朋友面前感到很自卑，于是她害怕与他人交往，担心别人发现自己的"秘密"。

直到初三的时候，繁重的课业压力加上小林本身的心理包袱，让小林彻底崩溃了。

父母商量了一下，就立即带着小林去了医院。经过相关检查，睡眠专科的专家告诉小林父母，孩子患上了"遗尿症"。

专家解析

1. 遗尿症到底是什么？

遗尿症俗称尿床，通常指夜间睡眠时发生的不自主排尿行为。多数儿童在 3 岁左右可以在日间自主控尿排尿，在睡梦中可因膀胱胀满的刺激而觉醒。5 岁以上的儿童不会或极少在夜间发生尿床或白天尿失控的现象。国际小儿尿控协会和世界卫生组织把遗尿症定义为：患儿 5 岁以后，每月至少发生 1 次夜晚睡眠中不自主漏尿症状且持续时间超过 3 个月。中国儿童遗尿症疾病管理协作组采用《精神障碍诊断与统计手册》（第 5 版）的定义，将儿童遗尿症定义为：年龄不低于 5 岁儿童平均每周至少 2 次夜晚不自主排尿，并持续 3 个月以上。

遗尿症可影响儿童的身心发育，如果不予治疗，1%～2%患儿可能终身尿床。根据遗尿症发生的特点，可以分为原发性遗尿症和继发性遗尿症。原发性遗尿症指在排除明显尿路或神经系统器质性病变因素后，自幼发生的尿床，占遗尿症患者的70%～80%。继发性遗尿症指患儿既往有过6个月或更长不尿床期后再次出现的遗尿症。

2. 遗尿症的病理机制是什么？

遗尿症的发病机制较为复杂，包括遗传、肾脏功能异常、膀胱功能异常、中枢神经系统功能异常等。遗尿症通常可导致精神及行为异常。遗尿症常见原因：①遗传。研究表明，父母没有遗尿症史的孩子患遗尿症概率为15%；父母一方有遗尿症史，孩子患遗尿症概率为44%；父母双方均有遗尿症史，孩子患遗尿症概率为77%。②发育迟缓。控制排尿的中枢神经系统、储存和排出尿液的膀胱以及尿道发育延迟均可引起遗尿症。③睡眠觉醒障碍。多数遗尿症儿童伴有夜间唤醒困难且唤醒后意识不清楚。针对觉醒困难的患者进行觉醒治疗，可以明显提高遗尿症的治愈率。④膀胱尿道功能发育异常。主要包括功能性膀胱容量减少、逼尿肌过度活动、尿道不稳定等。⑤夜间多尿。夜间多尿在遗尿症中也扮演着重要角色，发生原因包括睡前饮水太多及抗利尿素敏感性下降、抗利尿素分泌减少等内分泌异常。

专家支招 ◯))

1.正确看待疾病症状，做好心理疏导和卫生知识教育。5 岁以下的儿童可以观察，超过 5 岁的儿童如果出现尿床症状要鼓励孩子正确看待疾病，保持轻松的心情，进行正确的卫生知识教育。

2.进行必要的行为训练。觉醒功能训练通过模拟自然膀胱胀满刺激觉醒排尿的模式，训练膀胱充盈觉醒反应以改善睡眠觉醒障碍，还可以通过膀胱容量训练、憋尿训练、膀胱扩张训练等方式进行训练。

3.药物治疗。药物治疗中，去氨加压素是精氨酸加压素合成类似物，作用于肾远曲小管并增加水在集合管的重吸收。睡前服用后可减少夜间尿量，改善觉醒困难，药物起效快，是国内外遗尿诊疗指南或专家共识推荐的一线治疗药物。

4. **心理治疗**。孩子如果因为尿床症状感到沮丧和自卑，需及时寻求心理治疗师的帮助。

无处安放的腿

皮于红　段海水

案例故事

　　婷婷是一个正处于青春期的 15 岁小姑娘，她是家里的独生女，从小就在爷爷奶奶、爸爸妈妈的呵护和宠爱下长大。她性格活泼开朗，乖巧懂事，现在越发出落得亭亭玉立，落落大方。婷婷今年正读初二，由妈妈照顾着她的饮食起居。她的学习压力可不小，经常下晚自习回家后还要写作业到 11 点。婷婷成绩中等，不好也不坏，平时跟同学及老师的关系也很融洽，唯一让父母担心的，就是婷婷比较挑食，体型瘦弱，面对妈妈使出浑身解数研究的各种美食，她也提不起食欲。不过，婷婷近一年个子倒是长高了不少，爸爸妈妈也算感到了一丝欣慰。

　　但近段时间发生了一件很奇怪的事情，让婷婷陷入了深深的苦恼中。每当晚上躺在床上准备睡觉时，婷婷的小腿就像调了闹铃似的准点开始折腾，她总是觉得腿不舒服，像是有虫子在腿上爬，有时又酸酸胀胀的，有一种说不出来的难受劲儿。她控制不住地晃动下肢，只有踢腿或者捶打、揉捏腿部，甚至需要在房间里来回走动，这种不舒服的感觉才有所减轻。怎奈再次躺好，腿里的"魔鬼"很快又开始捣蛋了，就这样周而复始。如此几番折腾，婷婷觉也睡不好，一般要到第二天凌晨五六点情况才有所好转。她白天的精神自然也不怎么好，迷迷糊糊的，容易犯困。有时，她在晚上睡得正香的时候，会突然出现小腿抽筋，疼醒后坐起触摸腿肚子感到发紧、发硬。多数时候她都会被疼哭，一般过几分钟缓解后可以继续睡觉，但有时第二天起床，小腿还有酸痛的感觉。

　　一开始婷婷还没怎么在意，但是一周居然有三天晚上都出现这种情况，她便忍不住开始胡思乱想，想着自己的腿里面是不是腐烂长虫子了，时间久了会不会被凿出一个洞出来，于是感到非常担心、害怕。有一天晚上，婷婷实在忍受不了了，就跑到爸爸妈妈的面前哭了起来。爸爸妈妈还以为婷婷做噩梦了，却听到婷婷直说腿不舒服，两人仔细看了看，闺女的双腿不红不肿，摸起来也没有什么包块皮疹。爸爸妈妈问婷婷腿是不是疼得厉害，婷婷也摇头，并说最近也没有受过伤。爸爸妈妈看着婷婷焦急难过的模样，心疼不已，抱住婷婷连连安慰道："有爸爸妈妈在，不要怕。"从那以后，妈妈就一直陪着婷婷睡觉，整晚不停地给婷婷揉腿，别说这招真还有点儿作用，揉着揉着，婷婷就能安稳睡上一觉，但是时间久了，妈妈也熬不住了。细心的妈妈还发现，婷婷在睡着的时候，腿部或脚趾头会不自觉地弯曲、摆动或抽动几下，有时只是一条腿，有时两条腿都会出现。

妈妈和邻居们聊起此事，大家一致认为是小孩正在长身体，缺钙导致的。于是妈妈当天就去药店买了钙片，每天早上要亲自看着婷婷吃了钙片喝完牛奶才放心，她还经常去菜市场买大骨头回来熬汤，中午给婷婷送到学校去。爷爷奶奶也听说了此事，经村里的人介绍找了有名的老中医给婷婷针灸理疗，还试了其他一些偏方。可过了一段时间，效果都不是很好，而且婷婷变得越来越喜欢赖床，白天像蔫了的花一样，无精打采的，气色似乎也没以前好了，脾气也变得暴躁起来。

老师也特意给婷婷的爸爸妈妈打了电话，说婷婷上课没以前专心，经常走神，完成作业不积极，导致学习成绩有所下滑，还问婷婷最近是不是染上了什么坏习惯，是不是晚上熬夜玩手机、打游戏。婷婷与同学相处也不如以前融洽，有时还会和同学有些小矛盾，以前一些班级活动婷婷还积极出谋划策，但现在同学们都反映她像是变了个人。

婷婷在这段时间确实发生了很大的变化，她经常感觉很疲倦，注意力集中不起来，上课控制不住打瞌睡，因此错过了很多知识点，完成作业也很吃力，学习也越来越跟不上了，觉得压力越来越大。她也没有以前有耐心，有时会无缘无故或因为一点小事情跟身边的人发脾气，事后又很懊恼后悔。之前她喜欢唱歌、跳舞、弹吉他，现在做什么都提不起兴趣，而且每天对于夜晚的来临都很担心、害怕、恐惧，她怀疑自己是不是抑郁了，感觉很受煎熬。

爸爸妈妈也认识到了事情的严重性，便跟班主任请好假，带着婷婷去了当地一家有名的三甲医院。但是挂什么科室，爸爸妈妈也犯了难，他们先后带婷婷去了皮肤科、风湿免疫科、骨科、儿科，兜兜转转一大圈，做了一大堆检查，也没看出什么问题，药倒是吃了不少，情况就是没什么好转。最后，有位医生建议他们带婷婷去看睡眠专科。爸爸妈妈想着只要有希望都要去试一试，于是带婷婷去了睡眠专科。在睡眠科医生的引导下，婷婷把自己的经历详细地说了出来，最后医生告知婷婷

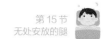

的爸爸妈妈，婷婷很有可能得了一种叫作"不宁腿综合征"的疾病，并做了通俗易懂的解释，婷婷爸爸妈妈听后激动地说婷婷就是这种情况。医生给婷婷开了一些抽血化验项目，结果一出来，一家人又找到了医生，医生告知他们，婷婷的症状很有可能是缺铁导致的，而且婷婷已经出现中度贫血了。他还给婷婷开了一瓶硫酸亚铁，并叮嘱婷婷要养成良好的睡眠习惯，尽量固定一个睡眠时间，不要挑食，父母平时可以和孩子一起进行一些户外锻炼。就这样坚持了一段时间，婷婷发现小腿发作频率慢慢减少了，睡眠和心情也变好了，而且前两天去复诊的时候，医生说婷婷的贫血也好了不少，婷婷感觉自己的生活和学习又逐渐走上了正轨。

专家解析

结合案例故事，我们考虑婷婷得了由缺铁引起的继发性"不宁腿综合征（RLS）"，不过不要惊慌，这其实是一种临床常见的神经系统感觉运动障碍性疾病，主要的临床表现有：（1）控制不住地想活动肢体，通常伴有肢体不适感或认为由肢体不适引起。（2）肢体不适感：如蚁爬、蠕动、烧灼、触电、酸胀、牵拉、撕裂、疼痛等感觉。以小腿为主，也可累及大腿或上肢等部位，且通常呈对称性。（3）休息或不活动时（如躺着或坐着）症状出现或加重，具有昼夜规律，常出现在晚上睡觉的时候，以晚上11点至凌晨4点症状最明显，清晨至中午症状较轻。（4）患者需要不停地伸展、抖动、捶打、揉捏、按摩肢体甚至下床行走症状才能缓解，但一旦停下来坐着或平躺数分钟至1小时后症状会再次出现。（5）其他症状：常发生于夜间，会导致失眠，白天疲倦，注意力不集中，进而导致学习成绩下降，严重影响工作、社交，甚至焦虑、抑郁等。

值得注意的是，一些儿童有可能无法准确描述症状，就表现为爱抖腿、伸腿、四处走动、坐立不安、摩擦及按摩腿部、因踢腿导致听课和写作业时注意力分散等，这就需要父母及老师平时耐心观察了。

不宁腿综合征又称不安腿综合征，1945年由瑞典神经病学家Wills Ekbom首次命名，故又称Willis Ekbom病。任何年龄阶段都有可能出现，女男比例约为2：1，儿童及青少年患病率为 2% ~ 4%，随着年龄逐年升高，亚洲较欧美国家少见，发病率为 0.1% ~ 3%。

那么哪些人容易得这种疾病呢？原发性不宁腿综合征与遗传有关，一级亲属若有 RLS，后代患病可能性较大。缺铁、妊娠、慢性肾脏疾病、帕金森、脑卒中等有可能出现继发性不宁腿综合征，此外，不宁腿综合征与性别、吸烟、饮酒、咖啡、抗抑郁及抗精神药物也有一定关系。

婷婷还有"周期性腿动""睡眠相关性腿痉挛"表现，这些表现和不宁腿综合征同属睡眠相关运动障碍的常见疾病。80% 以上的不宁腿综合征患者存在周期性肢体运动，即在睡眠过程中反复出现腿部抽动，如大拇指伸展，踝关节、膝关节弯曲等，上肢也可发生，一般本人是意识不到的，但是这些动作会导致睡眠由深变浅，甚至清醒过来，引起白天犯困、精神差。而睡眠相关性腿痉挛就是我们常说的腿抽筋，相信大多数人都体会过，那种疼痛肯定让我们记忆犹新，表现为睡觉时突然出现的、不能控制的肌肉强烈收缩和剧烈疼痛，导致我们从睡眠中醒来，经过按摩、伸展会好转或自行缓解，通常不影响睡眠，可再次入睡。

专家支招

如果您的孩子或身边的人出现了这些症状，一定要尽早重视，避免延误加重病情，对日常生活、学习和工作造成一些不可挽回的影响。但也不用过度担忧，这种疾病是可以治疗和控制的。应及时到综合医院睡眠专科或神经内科就诊，配合医生进行正规诊治。该病主要依靠其临床症状来诊断，但可能需要完善血常规、血清铁蛋白、肾功能、血糖、糖化血红蛋白、夜间多导睡眠监测等检查排除一些继发性因素。

关于治疗，我们建议：（1）对于有明确病因的继发性不宁腿综合征，应积极治疗原发病。（2）饮食方面，增加一些富含铁的食物，如猪肉、牛肉、菠菜等，以及多吃水果补充维生素。停用或避免可能诱发、加重该病的食物及药物，如酒精、尼古丁、咖啡因等。（3）进行适当的体育锻炼，如拉伸训练、散步、慢跑、游泳等。（4）养成健康、规律的睡眠作息，不熬夜，按时睡觉。睡前可洗热水澡、泡脚或进行简单活动如肢体按摩等。（5）孩子遇到这种情况，内心其实是非常不安、痛苦的，不要以为孩子是在故弄玄虚，逃避学习，他们更需要父母的理解、支持和鼓励。（6）帮助孩子缓解压力，保持良好的心态及轻松、愉悦的心情。（7）还可通过针灸、经颅磁刺激、振动垫等进行治疗。

药物治疗包括铁剂、多巴胺受体激动剂（普拉克索、罗匹尼罗、罗替高汀）、多巴胺能制剂（左旋多巴、卡比多巴、多巴丝肼）、α2δ 钙通道配体（加巴喷丁·恩那卡比、加巴喷丁、普瑞巴林）、阿片类受体激动剂等，切记需在医生指导下服用。

儿童及青少年首选非药物治疗，包括睡眠卫生、饮食管理、体育锻炼等。药物治疗首选铁剂，其他药物治疗的实证数据有限，父母需要平衡药物的风险与获益。

第 16 节
"不老实"的室友

黄庆玲　高东

案例故事

　　凌晨三点左右，13岁小女孩小丽站在一条宁静无人的街道前面，路的尽头是一条十字形岔口。小丽紧张地观察着这一切，感觉周围呈现的画面就像恐怖电影里常出现的景象一样。道路两旁的房屋建筑是老旧的青砖瓦房，矮小而破败，前方的道路地面湿漉漉的，布满着大大小小的水洼，泛出星星点点的白光，这里仿佛刚经历过一场暴风雨的侵袭，街道两旁堆砌的杂物被吹得四处散落、杂乱无章，两侧的路灯是老式的油灯，闪烁着微弱的光芒，在昏暗的灯光的照射下，周围堆砌的杂物的影子被拉得很长很长。寒冷的晚风吹着，挂在街道店外面的广告牌啪啪作响，各式老旧的金属发出"嘎吱嘎吱"的刺耳声，街道的周围仿佛正隐藏着蠢蠢欲动的"怪兽"，随时伺机而动，整体的氛围令人害怕和恐惧。小丽立马想找个地方躲起来，可四处都是黑漆漆的，昏暗得看不清楚，也不敢往里面藏身。突然，不远处传来一个女生的尖叫声："不要这样，不要这样。"小丽被吓得心慌、手抖，恐惧得手足无措，四处躲藏。最后，她突然睁开眼睛，进入眼帘的是昏暗的透过窗帘映着路灯灯光的宿舍天花板，她才意识到自己刚刚是在梦里受到惊吓而醒了过来。小丽庆幸刚刚经历的这一切都只是自己的梦，但这梦却是如此的真实生动，犹如发生在眼前一般，即使醒来之后，小丽仍心有余悸。

小丽醒来之后仔细听周围的声音，才发现住在自己对面床位的同学兼室友小英在说梦话，大喊着："不要这样，不要这样。"她说的话时而清晰，时而咕咕哝哝，仿佛在与人争论什么。小丽这才意识到，原来是室友发出的声音进入了自己的梦境里。小丽喊了小英几声，但没有喊醒她。不一会儿，小英变得安静了。小丽也渐渐从刚才的恐怖梦境中缓过神来，心跳恢复了正常，情绪恢复了平静，准备再次入睡。可刚想入睡的时候，小丽听到"嘎吱嘎吱"的声音再次从小英的方向传来，原来是小英又开始磨牙，这就是梦里听到的"金属摩擦声"。小丽躺在床上，听着室友尖锐而刺耳的磨牙声在安静的宿舍里回荡，听起来就像小时候听过的专门吓唬小孩子的故事里，那种吃小孩子骨头的声音，把小丽吓得一激灵。过了好一会儿，磨牙声小些了，正当小丽迷迷糊糊之际，磨牙的声音和说梦话的声音又开始交替进行，小丽感到十分烦躁，她实在受不了了，一定把小英叫醒才行。可无奈小英睡得太沉，连续叫了她好几声，她才咕咕

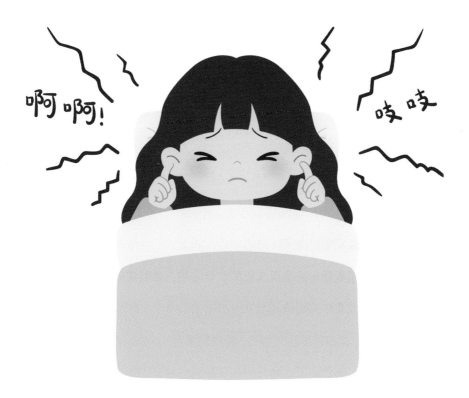

哝哝回答了一句，不过很快她又睡了过去。小丽断断续续睡到晨间起床铃声响起，起床时她感到特别困难，接下来上课也感到困倦、乏力。

这只是小丽与小英成为室友以来，日常夜间休息时一晚的情况，严重的时候，小英在梦里时而哭、时而笑、时而磨牙、时而说梦话，但她自己对此却一无所知。作为室友的小丽睡眠本来就比较浅，时常在半夜被小英发出的声响吵醒，这让小丽感到特别痛苦。其他两个室友睡眠相对要好一些，但有时候也会被小丽吵醒。新学期开始住读后，相处一个月下来，室友们都怨声载道，把情况反映给了班主任老师，班主任找到小英的父母了解情况，才得知小英从小睡觉就不老实，喜欢说梦话和磨牙，但次数也不是特别频繁，而且她是独自在自己的房间睡觉，也不影响家人的休息，邻居朋友都说小孩子磨牙说梦话是正常现象，所以父母并没有特别关心这件事情。

在多次收到影响室友休息的反映之后，老师建议父母带小英到医院检查。父母带她到了某医院口腔科，经检查才发现，小英的牙齿表面已经出现了一定程度的磨损，牙齿对冷热等刺激性食物较敏感，她的咬肌肌肉比同龄人肥大，显得脸型比较方正，而且不对称，这在一定程度上影响了小英的整体面容。据小英自己描述，她曾听家人说过自己有磨牙、说梦话这些问题，但近几个月明显加重。追溯起来，可能是因为学习紧张及独立生活带来了一些心理压力，平时在感到紧张和担心的时候，她会不自主地咬紧牙齿，脸部肌肉及下颌关节等地方有时会感到酸胀不适，因为自觉能够忍受，就没有特别关心这些症状。但医生说，长期这样下去，对小英自身的口腔及牙齿健康会有明显的影响。

专家解析

案例故事中的小英有睡眠相关性磨牙以及合并梦语症等问题，这些是儿童及青少年常见的睡眠现象。

磨牙在儿童中的发病率高达 14% ~ 17%，随着年龄增长逐渐减少，少年至青年期的发病率平均约为 12%，青年至中年期的发病率约 8%。睡眠相关性磨牙是以夜间咀嚼肌节律性运动为特征的运动障碍，可引起牙齿表面磨损、头痛、颌面痛和颞下颌关节功能紊乱等。该病症通常在睡眠状态下出现，患者的磨牙声通常由旁人发现，表现为叩齿或口颌肌阵挛，可有牙齿不同程度的磨损，咬肌肌肉肥大，咀嚼肌疼痛或压痛不适，颞下颌关节疼痛或压痛，部分患者可能有易紧张或过度警觉等特点。大部分有睡眠相关性磨牙的儿童青少年，其睡眠时间及节律在正常范围内，对白天生活及学习没有明显影响，少部分严重患者在明显影响其睡眠质量后，可能出现次日精神疲乏等不适。

磨牙的病因尚不明确，心理因素如压力过大、焦虑、抑郁或过度的睡眠觉醒反应均可能导致症状的出现或加重，这些因素又可分为原发性和继发性因素，原发性为自发的功能失调，继发性与医疗或精神状态有关，包括与药物使用或停药相关的医源性因素，如某些可能导致口腔迟发性运动障碍或磨牙的神经镇静药物。

梦语症是指在睡眠中无意识地讲话或发出声音，清醒后不能回忆。特发性梦语症病因不详，有一定家族发病倾向。梦语在儿童青少年中非常常见，大约有50%的儿童有过梦语的情况。梦语的意义尚不清楚，部分梦语内容可能与心理因素有关，健康人群可出现偶尔的梦语，频繁的梦语可见于儿童神经系统发育异常。梦语症临床表现为睡眠中无意识地讲话、唱歌、哭笑或发出嘟囔声。梦语通常构音不清晰，可以是只言片语，也可以是连贯的言语或成段的述说，其内容可带有愤怒、敌意或恐惧等情感色彩。梦语可因情感应激、发热等因素促发，可以自发出现或是与室友、同床者对话后诱发，讲话声音可明显影响到同床者和室友，梦语者本人极少能意识到自己说梦话。梦语也可以跟某些其他类型的睡眠问题伴随出现，如夜游、梦魇、阻塞性睡眠呼吸暂停低通气综合征等情况。

专家支招

磨牙和梦语目前尚无特异性治疗方案，如症状较轻，一般不需特别处理。对磨牙者而言，应尽量避免可能导致磨牙出现的病因或加重因素，纠正紧咬牙的习惯，调节生活方式和睡眠卫生习惯，睡眠前进行放松训练、自我催眠等。如症状明显加重或严重影响本人或他人生活，则需到医院进一步详细检查和评估。可以考虑尝试物理治疗和训练，也可以尝试应激与生活压力控制等心理调节方法。同时，磨牙严重者可考虑夜间睡觉时使用口腔防护器或牙垫保护牙齿，症状严重则可能需要进行口腔科相关治疗，必要时可能会用到一定的药物辅助治疗。大部分人磨牙在儿童期发病，随着年龄增长症状逐渐减轻，但少部分人的症状会持续存在。

梦语具有自限性，通常预后良好，大多数不需要药物治疗，如持续出现频繁梦语，需要到医院神经内科或睡眠专科就诊，由医生根据症状和体征进行相关的检查，明确可能的原因并进行相关的治疗。如与心理压力等因素相关，可考虑进行心理行为调整，缓解心理压力，学习放松技巧，调节心态等，同时适当增加锻炼，合理膳食。如合并或继发于其他疾病，应积极治疗原发疾病，情况通常会随之好转。如果磨牙和梦语症状确实对床伴或室友造成明显干扰，可考虑分房休息。

第 17 节

腿抽筋是不是病？

高　东　　梁春荣

案例故事

　　乐乐今年读一年级，是个活泼好动的小男生，但他最近总是在睡觉的时候出现腿痛，多在凌晨两点左右。一次夜里，突然的疼痛让他很快从睡梦中醒来，乐乐感到非常害怕，甚至吓哭了，大声地呼喊妈妈。妈妈闻声而来，看到乐乐可以正常活动，她反复检查乐乐双腿，并没看到乐乐有外伤、红肿、肌肉痉挛等异常情况，但乐乐就是反复喊腿痛，主要集中在右侧膝关节附近。妈妈给他局部按摩后，疼痛慢慢缓解了，乐乐也在妈妈的按摩下逐渐睡着了。早上起床后，乐乐的腿痛已经完全消失，跟平时没有什么区别，自己也忘记了晚上腿痛的事情，开开心心地去上学了。不过，由于最近这种情况频繁出现，乐乐便害怕独自睡觉，非要跟爸爸妈妈一起睡，每次乐乐痛醒，妈妈给他按摩后疼痛会逐渐缓解。妈妈上网查了许多资料，也在宝妈微信群里获得了一些经验,想着是不是因为乐乐在长个子营养不足,于是就监督乐乐每天坚持喝两杯牛奶,嘱咐乐乐不准挑食,尤其是青菜,周末就让乐乐出去晒太阳补钙。但是,乐乐的腿痛还是经常出现。爸爸妈妈此刻非常紧张,看乐乐的样子也不像装病,觉得乐乐是不是生病了或是缺什么。于是妈妈特地跟老师请假,带乐乐到医院检查,在医生仔细询问病史及体检后,医生告诉妈妈不用过于紧张,这是乐乐长身体的一种表现,医学上称为"生长痛",这是很多小朋友在生长发育过程中会经历的一种常见现象。随着乐乐慢慢长大,这种情况自然就会消失。听到这个解释,妈妈和乐乐都非常高兴,不再恐惧这种疼痛,因为这些都是乐乐长大的表现。医生也告诉妈妈,生活中注意营养均衡,平时适当运动,晚上泡泡脚等对症处理,都可以缓解疼痛的发作频率,减轻疼痛症状。

多多今年 14 岁,读初二,她平时都住校,周日回家休息。初一的时候,多多还是个胖乎乎的小姑娘,近一年她突然开始猛长个子,曾经的婴儿肥不见了,身材也逐渐变得纤细修长,成了亭亭玉立的少女。但从今年开始,多多经常在夜间突然出现小腿抽筋,疼痛明显,自己也忍不住呻吟起来,有时候还会被疼哭。室友听到动静立马起来，看见多多坐在自己床上，努力伸直左腿，双手按在小腿肚上，小腿肌肉像打结一样完全扭在一起，像石头一样坚硬，多多的表情十分痛苦。大家纷纷跑来帮忙，一个扶住多多肩膀，一个帮多多使劲抵住脚底，另一个同多多一起用双手使劲揉捏小腿。过了一会儿，多多的小腿肌肉逐渐放松，疼痛不适明显减轻，大家也都弄得满头大汗。

多多的一个室友是体育健将，平时在学校田径队训练。她告诉大家这种情况是腿抽筋，平时自己在训练中如果准备活动没做充分或锻炼过度，就很容易出现这种情况，这在运动场上非常常见，不用太担心，虽然痛起来要人命，但是只要掌握正确的方法，是可以很快缓解的。室友继续给大家分享缓解疼痛的小妙招：当只有自己一个人的时候，首先要努力地站起来，脚跟点地，脚掌努力向上屈曲，身体向下屈伸，双手努力抓住脚掌，向上牵拉自己腿部的肌肉；当旁边有人的时候，可以寻求他人帮助，像她们今天这样分工协作，疼痛就可以很快缓解；如果腿已经停止抽筋，但还是有些酸痛不适，可用热毛巾敷一敷，促进腿部血液循环。听了室友的一席话，多多心里的忧虑一下子就减轻了，自己有"专业人士"指导，没什么好怕的。近几

个月多多虽然仍经常在晚上腿抽筋,但在室友的帮助下,她已
经熟练掌握了缓解技巧。

周日回到家,多多把这件事告诉了妈妈,妈妈听了后告诉
多多,她这种情况就是缺钙的表现,还责问多多平时在学校是
不是没有按时喝牛奶,天天吃鸡蛋。多多表示虽然没有每天吃,
但多数时候都是吃了的。妈妈虽然嘴上责怪,但是不一会儿就
买了一根大棒子骨,准备炖汤给多多好好补一补,妈妈也制订
了计划,每周给多多炖两次骨头汤,让多多每天多喝一次牛奶。
多多这样坚持了一段时间,小腿抽筋的情况确实消失了一段时
间,不过最近又频繁出现了。多多虽然已经知道如何缓解疼痛,
但总是出现这样的情况,也不免担心起来。在多多的要求下,
妈妈带多多去了医院就诊。医生仔细问了多多的生活习惯,才
发现多多的腿抽筋不光是因为缺钙,还因为多多的不良睡眠习
惯。最近天气太热,寝室的空调温度开得很低,多多的床位离
空调送风口很近,凉风吹在腿上感觉特别舒服,多多又只盖着
肚子,才导致最近腿抽筋频繁出现。妈妈了解情况后,给多多
寝室的空调配了个挡风板,避免凉风直吹双腿,同时告诉多多,
睡觉的时候不光要护肚子,还要护着双腿。通过以上调整,多

多的腿就再也没有抽过筋了。

专家解析

在案例故事中，乐乐的腿痛在专业上称为"生长痛"。儿童生长痛是导致儿童骨骼肌肉系统疼痛的最常见原因，也是成长发育期特有的一种生理现象，好发于 2 ~ 12 岁的儿童，女孩多于男孩，至青春期症状逐渐消失。儿童生长痛发病率为 3.72% ~ 33.6%，对儿童生长发育不会产生影响。生长痛的生理机制目前不完全清楚，可能与解剖、活动强度、心理因素和生长的速度等有关。主流观点认为，生长痛主要是由长骨生长较快，与局部肌肉筋腱的生长发育速度不平衡所致。

生长痛多在活动后、睡眠中、过度运动疲劳后诱发，典型的生长痛多发生在半夜，这可能是因为白天孩子的活动量较大或专注于其他事情而不易觉察，等到晚上身心都放松下来的时候，疼痛就显得更加明显。有生长痛的儿童实验室或 x 线检查无异常，常在夜间痛醒甚至哭闹。生长痛主要表现为反复发作的双下肢间歇性疼痛，尤以胫骨、膝关节及其周边部位为重，偶有腰背痛、足跟痛等，疼痛程度可轻可重，疼痛性质可以呈锐痛、酸胀性钝痛等，但疼痛部位固定，无游走性，局部无异常，运动无受限。疼痛发作时，应对疼痛肢体按摩、热敷，持续约数分钟至两小时后可自行缓解，疼痛程度较轻者，间歇期无任何不适，不影响日间活动。

夜间肌肉痉挛俗称"腿抽筋"，多发生在小腿和脚趾的肌肉，表现为夜间突发的肌肉强直性收缩，肌肉出现痉挛、扭结，可触及明显痉挛的肌肉。肌肉痉挛发作时疼痛难忍，半夜发作时常痛醒，通过伸展腿部、站立、走动可使症状得到缓解，往往影响睡眠。

夜间肌肉痉挛常见的原因有以下几种：①寒冷刺激。夜间气温降低后睡觉时没盖好被子，小腿肌肉受寒冷刺激会痉挛产生疼痛。②睡姿不良。长时间处于仰卧位，被子压在脚面，或长时间处于俯卧，使脚面抵在床铺上，小腿某些肌肉长时间处于绝对放松状态，引起肌肉被动挛缩。③缺钙。青少年生长发育迅速，钙需求量大，血液中钙离子浓度太低时，肌肉容易兴奋而痉挛。

专家支招 🔔

1. **生长痛的诊治及预后。**（1）诊治：孩子一旦出现不明原因的下肢疼痛，首先应该到正规医院进行检查，排除各种感染和非感染性关节炎、周围组织炎、风湿、类风湿、血液病、神经痛、外伤及恶性肿瘤骨转移等疾病后，方可考虑为儿童生长痛，以免误诊。一旦查明是"生长痛"，家长不用过度担心，每天晚上睡觉前可让孩子用热水泡脚或小腿，但在不疲劳时，应鼓励孩子适当多活动；疼痛较重的患儿可进行局部按摩、热敷，以减轻疼痛症状，也要适当补充孩子生长发育所需要的钙、蛋白质、维生素等，必要时可以在医生指导下服用止痛药或镇静药物进行治疗。

（2）预后：生长痛可自行消失，不影响生长发育，预后良好，因此不需要特殊治疗，最重要的是预防及缓解疼痛。

2. **夜间肌肉痉挛的处理方式。**（1）预防：①夜间注意保暖，尤其是双下肢，避免受凉所致的肌肉痉挛。②注意睡姿，尽量避免长时间仰卧或俯卧位睡眠。③睡前避免饮用会引起中枢神经兴奋的饮料（如酒、咖啡、可乐等），不看刺激性强的书籍和影视作品,避免情绪过度波动。④日间适当体育锻炼,适度拉伸小腿后侧肌肉,可减少肌肉痉挛的发作频率。⑤适当补充钙剂、维生素 E 等。

（2）治疗:①牵拉。发作时可使劲把脚的大拇指往上翘,努力把痉挛的小腿伸直,或者马上从床上坐起来,伸直痉挛的小腿,躯干前屈,用双手扳住前脚掌,缓慢、持续向躯干侧牵拉,直至痉挛缓解。若有他人帮助,上述方式见效更快。②局部按摩。在旁人的协助下可用双手快速揉搓痉挛小腿,用手按揉或轻叩小腿肌肉,可帮助缓解肌肉痉挛。③热敷。痉挛小腿可用热毛巾、热水袋等热敷,促进肌肉的血液循环,以缓解痉挛。

第 18 节
都是熬夜惹的祸

高　东　　梁春荣

案例故事

　　小美今年进入高三，从初中起，家里就在学校附近租房子，由妈妈全职照顾小美的饮食起居，白天小美同其他同学一起正常读书，晚自习结束后妈妈接她回家休息。小美从小就是一个独立、乐观的女孩，从小学起就独自睡在自己的卧室，每天定好闹钟按时起床，生活上从来不拖泥带水。学习上，小美在妈妈的督促下也逐渐养成了自律的好习惯，每天按时完成作业，还有多余的时间可以和小伙伴们一起打羽毛球。初中开始，课业压力逐渐增加，小美自由活动的时间也越来越少，不过她仍然保持每天晚上十点半上床，早上六点半起床，充足的睡眠让小美整天精力充沛，她的成绩也一直在年级前 50 名，父母感到十分骄傲。但是从高中开始，课业压力进一步增大，小美入睡的时间越来越晚，虽然基本能在十一点半左右睡觉，中午也可以趴着睡半个小时。但从高三开始，大家都在努力刷题，为后续到来的一轮轮模拟考试做准备，小美也只有继续压缩睡眠时间来冲刺高考，有时过了凌晨才能完成当天的学习任务，有时还没有写完就趴在桌子上睡着了，早上也成了"起床困难户"。妈妈看在眼里，疼在心里，也努力想办法挤出更多的时间让小美多睡一会儿，每天到凌晨两三点左右都要起床去看小美是否睡了。

一天，妈妈打开房门，看到小美房间的台灯亮着，桌上摆着没有收拾的试卷，小美裹着披肩就斜躺在了床上。妈妈准备帮助小美调整一个舒适的睡姿，在扶住小美肩膀的时候，小美突然头偏向一侧，双眼看向另外一边，上下牙齿紧紧咬在一起，四肢伸直、抖动，双腿拍打着床面。妈妈看到这个情景吓坏了，她记得之前刷过的短视频里"癫痫"就是这个样子，于是赶紧检查小美是否咬住舌头，随手抓来枕巾塞到小美上下牙齿之间。妈妈虽然很着急，但仍记得视频的要点：不要强行唤醒，不要通过强行束缚肢体的方式来阻止抽搐，注意小心看护，避免跌下床及肢体碰到硬物。2 ~ 3 分钟后，小美的症状就逐渐消失了，她迷迷糊糊地醒了过来，看了妈妈一眼又继续睡了过去。妈妈担心小美再出现以上的症状，后半夜就跟小美睡在一起，在靠墙的床边放满被子、靠垫等，避免出现身体撞伤。妈妈整夜无法安然入睡，小美每翻一次身都能让她迅速惊醒，立刻检查小美有没有什么异常表现。等到天快亮了，小美都没有什么异常，妈妈也放心地睡过去了。

第二天早上闹钟铃响，小美伸了个懒腰从梦中醒来，一转头看到妈妈睡在自己旁边，床的其他方向被棉被、毯子等围了一圈，小美感到非常疑惑。看到妈妈睡得很熟，小美轻手轻脚地准备翻过身去洗漱，妈妈一下子惊醒过来，焦急的表情把站在床边的小美吓了一跳。妈妈小心地问小美认不认识自己，记不记得爸爸妈妈的名字，记不记得最近发生的事情，身体有没有哪里不舒服，等等。小美被妈妈的一连串问题问懵了，看到妈妈十分紧张的样子，赶紧摇头表示没有什么不舒服，自己跟平时一样，什么都记得，还催促妈妈赶紧起床做早饭，说上学要来不及了。妈妈看到小美还记得上学的事情，悬着的心终于落地了，赶紧收拾完后送小美到学校去。送完小美后，妈妈赶紧给班主任辛老师打电话，简单叙述了这件事情的经过，麻烦老师在学校多观察小美有没有什么异常的地方。

一天下来，辛老师跟妈妈反馈小美跟平时没有什么区别。随后几天，妈妈都陪着小美一起写作业、睡觉，小美几乎每天晚上两三点左右都会出现一次"癫痫发作"，发作形式较前一致，妈妈还特意录了两段视频，而白天小美没有任何不适。周五，妈妈给小美请了一天假，带她到医院就诊。医生观看视频后，诊断考虑为癫痫，后进一步完善睡眠监测检查，明确诊断为"癫痫发作"。不过，小美家里并没有癫痫家族史，妈妈生她时也是顺产，小美成长过程中虽然有磕磕碰碰，但脑袋没有受过什么外伤，从小到大除了感冒，也没得过其他的疾病，并且小美在与父母分床睡以前从来没有出现过类似症状。医生考虑先天及器质性病变所致小美癫痫发作的可能性不大，在详细了解小美的学习经历后，医生发现，自初中开始，小美的睡眠时间就逐渐压缩。到高三后，这种情况更是严重，小美出现了明显的睡眠不足，日间也很困倦，每天靠一杯咖啡来提神。因此，医生考虑小美的"癫痫发作"可能为睡眠不足诱发，建议小美恢复以前的作息习惯，再观察症状变化。妈妈也将情况告诉班主任，在调整作息、保证充足的睡眠后，小美出现癫痫的频率越来越少，后来就逐渐不发作了。

专家解析

　　案例故事中小美夜间出现的意识障碍、头偏向一侧、双眼凝视、牙关紧闭、四肢强直抽搐等症状，是典型的癫痫全面发作的症状。小美无癫痫家族史，既往无癫痫发作史，近期无受凉、腹泻等感染病史，结合症状出现的时间顺序，考虑睡眠剥夺诱发癫痫发作的可能性大，保证睡眠后癫痫症状可逐渐消失。

　　癫痫发作是脑部神经元高度同步化异常放电的结果，人群中，年患病率约为 5‰，居于神经系统疾病的第三位。在2000 多年前，亚里士多德已观察到癫痫与睡眠障碍之间的密切关系。目前研究提示，癫痫与睡眠之间的相互作用关系复杂，比如：睡眠、觉醒及睡眠剥夺可增加癫痫的发病率，癫痫发作及其治疗亦可影响睡眠觉醒周期，睡眠障碍可与癫痫共病等。

　　（1）睡眠可以激活癫痫发作及痫样放电：在 1/3 患者中，睡眠可以激活局灶性和全面性棘波放电，部分痫样放电只出现在睡眠中，因此有些癫痫仅在睡眠期发作，如伴有中央颞区放电的儿童良性部分性癫痫、常染色体显性遗传性额叶癫痛。夜间癫痫发作与不同的睡眠时相有关，发作的高峰时间段为 21—23 时、凌晨 3—5 时，最常见于非快速眼动睡眠的 2 期，其后依次是 1 期、3 期和 4 期，快速眼动睡眠期最少。睡眠对不同脑区的癫痫激活效应也不一致，对额叶癫痫的激活效应高于颞叶癫痫。

（2）睡眠剥夺可诱发癫痫发作及痫样放电：无癫痫病史的健康人群（如飞行员及空乘人员、士兵）睡眠剥夺 24 ~ 120 小时后可诱发痫样放电，睡眠剥夺后 48 小时是癫痫发作的高峰期，但在睡眠剥夺前后的脑电图均正常。发作间期棘波随睡眠加深而进行性增加，在非快速眼动睡眠 4 期达到高峰，睡眠剥夺可引起非快速眼动睡眠而促进癫痫的发作。因此，对于癫痫发作的患者，需及时使用药物催眠，也需记录清醒及睡眠状态的脑电图。

（3）癫痫发作可改变睡眠结构：睡眠期间癫痫发作可导致觉醒次数增加、深睡眠减少、睡眠时相频繁转换、总睡眠时间减少等。反复额叶癫痫发作，患者容易在睡眠中突然觉醒，感到全身疲乏无力。睡眠监测证实，夜间癫痫发作可干扰正常睡眠结构，即便短暂的发作也可能导致长时间的睡眠结构改变，夜间睡眠结构的分裂可能为其标志性改变。虽然在睡眠期间，额叶癫痫发生多于颞叶癫痫，但颞叶癫痫较额叶癫痫更易干扰睡眠结构，导致睡眠效率降低、睡眠分裂增加。有关儿童癫痫的睡眠监测研究较少，少量的研究显示，在顽固性癫痫的患儿中总睡眠时间减少，睡眠效率明显降低，觉醒指数增加，快速眼动睡眠和非快速眼动睡眠中的 3 期睡眠质量及睡眠效率下降。

专家支招 🗣))

癫痫发作的治疗原则有控制发作、病因治疗、外科治疗、一般卫生及预防五个方面，其中以控制发作最为重要。通过正确诊断，积极寻找癫痫病因，最终都可获得有效治疗。

▶ **对于家长**

若孩子出现癫痫发作，避免通过粗暴的手段试图终止发作，在发作时加强安全防护，可用毛巾裹住筷子等硬物，放在孩子上下牙齿之间，避免舌咬伤，或在床周围安装围栏，同时放置棉絮或枕头等柔软织物进行防护，避免肢体碰撞伤。若癫痫持续发作不缓解，或癫痫发作终止后仍反复发作，发作间期孩子意识未完全恢复，均需及时拨打 120 送至医院进行急救，明确诊断，尽早治疗。另外，发作期间可录制一段癫痫发作的视频，这样有助于医生对疾病的判断。

在发作间期观察孩子是否有意识模糊、胡言乱语、反应迟钝、睡眠减少、行为异常（如摸索、随地大小便）等症状，是否伴有发热、鼻塞、流涕、恶心、呕吐、腹痛、腹泻等症状，以与颅内感染等疾病相区别。

平时注意规律作息、生活，鼓励孩子适量运动提高机体抵抗力，劳逸结合；帮助孩子正确认识该疾病，注意保密，避免增加孩子心理负担，以免孩子出现消极情绪。

▶ 对于学校

对任课老师及宿管老师进行相关知识的培训普及，在出现癫痫发作时及时、正确处理，及时通知家长带学生去医院就诊，以免延误治疗。

注意隐私保护，引导学生正确认识该疾病，鼓励、关心和支持患病同学，密切观察患病学生的心理变化，避免出现焦虑、低落、自卑、厌学等情绪。

合理安排学习及休息时间，注意劳逸结合，尽量保证学生有充足的睡眠。

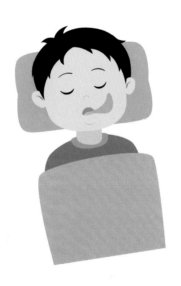

第19节
藏在被子里的秘密

蒋成刚　　赵　媛

案例故事

　　15岁的小刚阳光外向，是一名高中学生。近来，周围的朋友、老师和父母都发现，小刚的精神状态变差了，成天都郁郁寡欢、心不在焉，连曾经喜欢的足球都不怎么踢了。家人们很疑惑，总感觉小刚有事想和他们说，但每次又欲言又止，于是主动提出带小刚去看心理医生。见到心理医生，小刚经过了激烈的思想斗争后，这才说出了内心觉得"难以启齿"的秘密。

　　小刚告诉医生，自己是个性格开朗的人，平日里和同学们相处融洽，为人正直善良，人缘很好，因为做事认真积极，还被评为了"寝室长"。初三下学期的时候，升学的压力让小刚备感焦虑，那时候课业繁重，整个班级都沉浸在紧张的氛围当中。小刚觉得那段日子很苦闷，时常觉得生活缺乏乐趣。在某个周末，寝室里只有小刚和另一位同学，两人闲来无聊，便开始谈天说地，在半开玩笑中，室友说要和小刚分享个"好东西"。于是室友神秘地拿出了手机，和小刚一起看了一段视频。原来，视频内容是一段黄色录像，录像中有露骨的性爱动作镜头。这是小刚第一次看到如此有冲击力的画面，他的内心感到刺激又紧张。回过神后，小刚这才觉得自己看了"不健康"的东西，为此感到羞愧。小刚发现，自那以后，脑海中会频繁地回想看到的画面，而这也让小刚觉得自己非常龌龊、下流，他认为一个正直的人不应该有这些"不好"的想法。小刚想尽办法让自己忘掉这次经历，而那些画面仍然挥之不去。好在这次的经历并没有对小刚的学习生活产生影响，在繁忙的学习生活中，小刚逐渐找回了以往的学习状态，并淡忘了这件事。后来中考来临，小刚最终也考上了理想的高中。

高一某一天，小刚从梦中醒来，发现自己的内裤里有一摊液体，颜色乳白，略带有腥味。小刚不明所以，首先想到的是自己会不会尿床了，仔细回忆也想不起在梦里发生了什么。这让懵懂青涩的小刚羞愧难当，平日里风风火火的寝室长竟然尿床了，让别人知道了该多丢人！小刚迅速收拾干净，把这事藏在了心里。随着时间的推移，寝室的男生们逐渐熟络，会经常讨论一些和"性"有关的话题。青春期对性的懵懂逐渐开始，小刚自己也会好奇，但潜意识中觉得这是一件并不光彩的事情。

高一下学期，班里来了一位新的实习老师。实习老师温柔漂亮，身材苗条，和班里的学生常常打成一片，小刚作为寝室长和实习老师接触得也比较多。一天清晨，小刚醒来后，再次发现内裤里出现一摊分泌物，小刚知道，这是精液，也知道这叫"梦遗"。但令小刚苦恼的是，他清晰地记得，昨天夜里他梦见了实习老师，梦里实习老师在给自己辅导作业，还和自己有不少亲密的接触。小刚感到不可思议，感觉自己做了"伤天害理"的大事，觉得自己内心黑暗、无比猥琐。小刚无法面对实习老师，不敢与老师有眼神的接触，更不敢和老师走得太近。高中的室友比初中更加成熟，大家会比以前更大方地谈论和性有关的话题。在一次谈话中，小刚听到室友说，有这样一个传闻："一滴精，十滴血。"这让小刚更加担心自己的身体健康会受到影响。然而，过了一两周，小刚再次出现了梦遗。他害怕自己遗精，但又无法杜绝，这让小刚更为痛苦。

小刚备感自责和懊恼，渐渐地不大愿意和同学们接触了，也尽力回避和异性同学的交流。他总觉得自己猥琐的想法被别人知道了，常觉得别人在背后议论自己，为此感到惶恐焦虑，郁郁寡欢，生活动力下降，就此背上了沉重的思想包袱，也导致他注意力、记忆力下降，考试成绩滑坡。小刚不知道如何和父母沟通，也不知道如何面对自己，就把这个秘密深深地藏在了心里。

专家解析

　　案例故事中小刚出现的情况叫作遗精。青春期遗精是一种正常的生理现象，是男生身体发育的一大表现，就像月经是女生长大的标志，对男生而言，遗精也是。遗精是指成年男性或青春期男性在非性生活状态下精液自行泄出的生理现象。在睡眠中发生的遗精叫作梦遗。梦遗是青春期一种很常见的现象，标志着男性身体更加成熟。遗精往往发生在睡梦当中，男生会在醒来后发现阴茎排出黏糊糊的液体，内裤或被褥上潮湿一片。一般来说，男生每月发生 1～2 次或稍多几次遗精，均属于正常现象。

　　遗精的主要发生机制与男性性发育成熟有关。男生在

10 ～ 11 岁时睾丸开始明显增大，重量和体积增加。进入青春期后，雄性激素分泌明显增加并促使睾丸产生精子。睾丸产生的精子与精囊腺、前列腺、尿道球腺分泌的液体共同构成精液。精液在体内储存一定数量后就会被吸收或在无性行为情况下自发射精，也就是遗精的发生。一些精神心理因素、疾病、物理刺激等也可能造成病理性遗精。遗精过于频繁，如每天遗精一两次并持续很长一段时间，或在短期内一夜数次的遗精，或是白天清醒状态下精液也会自己滑出，甚至一有性冲动立即发生遗精等则属于不正常的现象，可能是性中枢过度疲劳的表现。

初次遗精对男生心理上可能造成一些影响。由于性的成熟、性意识的萌芽，中学生对异性产生了好奇和兴趣，萌发了与性相联系的一些新的情感体验。特别是由于营养的改善、体育锻炼和大量社会信息的刺激，学生的性心理和性生理发育呈现早熟化。对他们进行切实的性生理、性心理和性道德的教育不容回避且刻不容缓。青春期的男生常比较注意外在形象，好面子，内心敏感细腻。在缺乏正确性教育和性观念的情况下，对萌生的性冲动会出现自责、懊恼的情绪。有时可表现为情绪不稳定、紧张、羞涩、困惑、内疚甚至恐惧等，为此常常会感到焦虑不安、多疑敏感等。有时因过度担忧，可能会影响睡眠，出现失眠、乏力、精神差，从而出现头晕、耳鸣、健忘等神经衰弱的症状，进一步影响课业学习、人际交往及其他社会功能。

专家支招

1. 青春期的梦遗大部分是正常的生理现象，无需特殊治疗。学校和家长应正确对待性问题。一方面，允分发挥学校的作用，积极开展青春期教育专题讲座，让家长科学认识孩子青春期的一系列问题和烦恼，并懂得应该怎样进行疏导，理解孩子的某些过激行为，帮助孩子顺利度过青春期；另一方面，老师应将常规的性教育融入平日的教学内容中，帮助学生理解青春期生理性变化，积极引导学生学习青春期保健的基本知识和技能，正确应对青春期发育过程中出现的性心理相关问题。

2.**切勿为此有过度的心理压力。**应减少负面情绪的刺激，如压抑、焦虑、紧张等，避免感到过度自责内疚，避免过度劳累，适当为自己减压；正确积极看待青春期中的性发育，注意保持良好的个人卫生，切勿频繁手淫；加强体育锻炼，适当补充营养，以增强体质；平日避免穿过紧的衣物或内裤，以减少对阴茎的刺激。

3.**遗精频率过高时，应考虑有病理性遗精的可能，需及时去医院就诊。**若病理性遗精没有及时得到控制，随着病情发展，患者可能出现早泄、阳痿、不育症等并发症，严重影响生活。因此，就医后，应首先排查器质性病因，如存在精囊炎、前列腺炎等，需积极服用抗生素对症处理。如遗精严重影响情绪及睡眠，需服用相应药物以改善睡眠及情绪状态。多数患者可以治愈，且无明显后遗症，不影响正常生活及寿命。

总体说来，社会要给学生提供一个光明、健康、积极、向上的教育环境，及时进行正确的引导和合理的疏导是每一位家长和教师义不容辞的责任。要以宽容、理解的态度对待每一个学生，让青春期的孩子们能正确认识他们身心的发展变化，注意保护身体，养成卫生习惯，培养他们良好的心理素质和道德修养，懂得自尊、自爱、自重、自强，具有自我控制能力，能正确对待男女之间的友谊，珍惜青春年华。青春期的男生比较注重个人形象和爱面子，家长和老师应在适当的时间和地点，以科学恰当的方式向孩子讲解，与孩子加强沟通，以诚相待。

第 20 节
头痛让我"生不如死"

高　东　梁春荣

案例故事

　　还有半个月，小南就要进入初二。但他最近在睡觉时反复出现头部剧痛，右侧眼眶部尤为明显。一天，小南在睡眠过程中突然痛醒，他感到眼眶部十分疼痛，无法用言语表达，难以忍受，小南双手抱住头部不停地在床上打滚、呻吟。父母闻声而来，看到小南跪坐在床上，痛苦地抱住头部，父母急忙上前查看，看见小南右眼通红、充血明显，鼻子里面也不停地有清鼻涕流出。父母反复检查小南头部未见外伤，小南表示头部及眼睛没有撞伤，眼睛内也没有异物感，就是在睡眠中突然出现头部剧痛，眼眶部位更明显。父母稳定小南的情绪后尝试帮助他缓解疼痛。小南就像小时候一样，侧躺在父母的怀里，母亲轻柔地按摩着小南的头部以舒缓疼痛。父亲也轻声地安慰着小南，还调侃自己已经有很多年没有这样抱过小南了。在父母的安慰下，小南虽然头一直很痛，但父母的陪伴让他不再感觉到无助和害怕，大概 5 ~ 6 分钟后，小南的头痛逐渐缓解至消失，右眼睛充血也逐渐减轻，鼻涕也逐渐减少，小南感觉自己终于从生不如死的状态中活了过来，父母悬着的心也终于落地了。

　　小南不愿独自睡觉，父母就陪他一起睡在他的小床上，母亲像小时候一样轻轻拍着他的身体，大家一起回忆着往事。小南慢慢地睡着了，但始终睡得不太安稳，不停地扭动着自己的身体。父母继续陪着他，轻轻哼着小时候的催眠曲。小南逐渐进入梦乡，呼吸逐渐平稳绵长。约莫一小时后，小南再次突然被痛醒，疼痛的感觉跟前一次一模一样。小南害怕极了，不停地拍打着头部，妈妈的按摩也不能使他的疼痛缓解，爸爸立刻去厨房拿来冰块，用毛巾裹住放在小南的眼部进行冰敷，但冰块的凉意仍不能缓解疼痛。小南感觉这种程度的疼痛已经超过了自己的极限，恨不得用头撞墙来缓解疼痛。父母担心小南忍不住做出伤害自己的行为，宽慰他再忍一忍，也许跟前一次一样，疼几分钟就过去了。如父母期待的那样，疼痛及眼鼻部症状持续 5 ~ 6 分钟再次缓解，小南感觉自己终于又活过来了。经历了两次的小南并没有因仅持续数分钟的头痛感觉轻松，心里反而非常紧张、害怕,他紧紧地抱住妈妈,害怕头痛不能缓解,没有勇气再去面对这种生不如死的感觉,宁愿每天多做两套试卷也不愿承受这种痛苦。

两次的头痛发作让父母也很担心、紧张,他们本想带着小南去看急诊,但每次小南的头痛持续几分钟左右就消失了,后续身体也无任何不适,小南思维及言行举止也正常。于是他们决定再等一等,等次日一早就带小南去医院检查。父母决定当晚不睡觉,好观察小南头痛发作及缓解的具体过程。一家人就这么天南海北地聊着,回忆着小时候调皮捣蛋的小南,父母说那时候真是恨不得把他塞回母亲的肚子里重新生一回。听着小时候的糗事,小南慢慢地放松了下来,忍不住困意的他再次睡着了。隔了一个多小时,小南又突然出现同前面一样的头痛,有了前两次的经验,父母就静静地陪在小南身边,给他支持和鼓励,如他们所想,此次症状仍旧是持续几分钟左右就缓解消失。不过这时父母已经坐不住了,他们认为不能再这么等下去了,于是急忙带着小南到县医院急诊科就诊。

父母向医生详细地描述了小南发病的过程,医生通过检查,未见小南头部有破损、外伤的痕迹,头部 CT 检查也没有看到有器质性改变。急诊医生也搞不清楚小南头痛的原因，建议他们等医院正常上班后挂睡眠科的号进一步诊治。看完急诊已经是早上了，父母特地向小南学校和自己的单位请了假。小南实在太困了，哈欠一个连着一个，在等号的过程中，他靠着母亲的肩膀睡着了，但是这一次小南没有出现头痛，反而睡得比较安稳。到睡眠科就诊时，医生详细询问小南的发病过程及发病前的饮食、睡眠及情绪等状况，仔细查体，结合头颅 CT 的结果，考虑小南这种夜间频繁发作的头痛可能为"丛集性头痛"，但小南头痛发作持续时间较经典的"丛集性头痛"短，需留在医院一晚，完善夜间睡眠监测检查，明确睡眠与头痛的关系，并且为了明确发病原因，暂时先不让小南使用止痛药等药物。晚上父亲陪着小南在睡眠中心睡了一夜，跟前一晚的情况一样，小南睡着后再次反复出现头痛，但小南努力地控制自己不乱动，坚持完成检查。次日睡眠监测结果出来，结果显示小南的头痛与睡眠结构是有关系的，每次头痛发作均在睡眠中的快速眼动睡眠期出现。睡眠科医生向他们解释，人在睡眠时有自己的睡眠分期，并按照非快速眼动睡眠期和快速眼动睡眠期交替循环，所以小南的头痛就像闹钟一样，到了快速眼动睡眠期就会出现，在整夜睡眠中间断出现，目前诊断考虑为"慢性阵发性偏侧头痛"，建议使用止痛药物吲哚美辛进行头痛预防，如果服药后有反酸、烧心、胃痛等不舒服感觉，应及时到医院就诊。医生再次详细询问小南近期的生活作息，母亲说平时小南一个人在家，没有人督促他起床，早上就起得很晚，有时会睡到中午，晚上也经常熬夜玩手机、玩电脑。小南饮食也不规律，白天有时吃两餐，有时吃一餐，有时父母晚上下班回家，早餐都还在锅里，他还时常悄悄点外卖吃夜宵。医生在了解小南的情况后，建议小南除了口服药物预防头痛，更要注重规律生活，做到早睡、早起、不熬夜，规律三餐，少吃外卖和零食，日间还要有适量的体育锻炼。听了医生的建议，小南表示一定"痛改前非"，改变自己不良的生活习惯，并要求父母一起监督自己，如果不按照建议执行，就扣罚下个月零花钱。听到小南能开玩笑了，父母终于放下心来。回家后，小南严格执行医嘱，当天晚上头痛没再发作，小南一觉睡到了早上七点多，他觉得能一觉睡到天亮简直太爽了。

专家解析

案例故事中小南的头痛特点为：在睡眠过程中反复出现右侧眼眶的剧烈疼痛，疼痛难以忍受，发作频率每晚5～6次，每次持续5～6分钟逐渐缓解，疼痛发作时伴有球结膜充血、流涕等症状，睡眠监测提示反复头痛发作均在快速眼动睡眠期内，使用止痛药物吲哚美辛后疼痛发作频次及严重程度明显缓解。医学上将这种与睡眠相关的头痛称为"慢性阵发性偏侧头痛"，目前认为是"丛集性头痛"的变异型。除了在眼眶部位疼痛，眶上及颞部也为头痛常见部位，持续时间为2～45分钟，夜间发作频率高，超过5次/天。睡眠监测提示头痛发作与快速眼动睡眠有密切联系，因此也称为"快速眼动睡眠相关头痛"。治疗方面，吲哚美辛对该病症有较好的止痛效果。

睡眠与头痛之间的关系复杂，二者相互影响，互为因果。慢性阵发性偏侧头痛病因复杂，可能与遗传、外界环境、体内环境改变等因素有关。睡眠中出现的头痛表现形式多样，慢性阵发性偏侧头痛只是儿童及青少年头痛的一种类型。部分"发作性睡病"患儿在使用莫达非尼治疗后也会出现头痛，而临床常见的偏头痛、丛集性头痛、钟表半侧头痛、觉醒头痛等多在成人中发病，儿童及青少年罕见。

专家支招 💡

► **对于家长**

1. 当孩子在睡眠中出现头痛时，需了解头痛的部位、疼痛性质（胀痛、爆炸样疼痛、针刺样疼痛等）、疼痛持续时间、疼痛缓解及加重的因素，若有条件可记录一段视频资料，以帮助医生判断病情。

2. 观察孩子除头痛以外的伴发症状，如发热、意识模糊、胡言乱语、耳鸣、恶心、呕吐等症状。

3. 询问孩子近期头部是否受过外伤、重物碰撞等。

若有上述情况需及时到医院急诊科或神经专科就诊，完善头颅影像学检查，排除颅内占位、耳鼻感染性疾病、外伤所导致的病变等。

▶ **对于学校**

了解近期孩子在学校的情绪变化，在学习、人际交往等方面是否有什么事情让其感到焦虑、紧张，以排除焦虑情绪所致的紧张性头痛。

▶ **关于头痛的治疗**

睡眠中出现头痛需依据情况个体化治疗，但基本原则适应大多数人群，一般包括非药物治疗及药物治疗方式。

非药物治疗：①规律生活习惯。如合理饮食、适当锻炼、保持心情舒畅等。②避免触发因素。部分头痛会在特定的触发因素下出现，找出并避免触发因素，可减轻头痛的发病率。常见的触发因素有巧克力、奶酪、油炸食品等。

遵循急性期尽快终止发作，缓解期预防复发的原则，药物治疗可分为急性期治疗和预防性治疗。①急性期治疗。急性期治疗的药物方案因头痛类型不同而有差异，建议到正规医院就诊，明确诊断后在医生的指导下使用，尽量不要自购各种偏方及不明配方的药物服用，以免延误治疗。②预防性治疗。部分头痛会集中在一年中的某个阶段集中发作，明确诊断后可使用相应的药物进行预防，避免头痛反复发作，进而影响睡眠、工作、学习及生活。

参考文献：

[1] 中国医师协会神经内科医师分会睡眠学组, 中华医学会神经病学分会睡眠障碍学组, 中国睡眠研究会睡眠障碍专业委员会.中国不宁腿综合征的诊断与治疗指南（2021版）[J].中华医学杂志, 2021,101（13）:908-925.

[2]American Academy of Sleep Medicine.International classification of sleep disorders[M].3rd ed.Darien,IL: American Academy of Sleep Medicine,2014: 312-316

[3] 文建国.遗尿症的发病机制及诊断和治疗新进展[J].郑州大学学报（医学版）, 2017, 52（6）: 661-671.

[4]American Academy of Sleep Medicine.International classification of sleep disorders:diagnostic and coding manual.2nd ed.Westchester,IL:American Academy of Sleep Medicine,2005.

[5]American Psychiatry Association.Diagnostic and statistical manual of mental disorders.5th ed.Arlington,VA: American psychiatric publishing, 2013.

[6]DEWALD-KAUFMANN J,DE BRUIN E,MICHAEL G.Cognitive Behavioral Therapy for insomnia(CBT-i) in school-aged children and adolescents.[J]. Sleep Medicine Clinics,2019,14(2):155-165.

[7]GOLDEN E C,LIPFORD M C.Narcolepsy: diagnosis and management[J]. Cleveland Clinic Journal of Medicine,2018,85(12):959-969.

[8]ARNULF I.Kleine-levin syndrome[J].Sleep Medicine Clinics,2015, 10(2):151-161.

[9]ZEE P C,ABBOTT S M.Circadian rhythm sleep-wake disorders[J]. Continuum Lifelong Learning in Neurology,2020,26(4):988-1002.

[10]SENEL G B,KOCHAN K E,KARADENIZ D.Restless sleep disorder in children with NREM parasomnias[J].Sleep,2021,44(7).

[11]DELROSSO L M,MOGAVERO M P,BARONI A,et al.Restless legs syndrome in children and adolescents[J].Child and Adolescent Psychiatric Clinics of North America,2021,30(1):143-157.

[12]GURBANI N,DYE T J,DOUGHERTY K,et al.Improvement of parasomnias after treatment of restless leg syndrome/periodic limb movement disorder in children[J].Journal of Clinical Sleep Medicine: JCSM:official publication of the American Academy of Sleep Medicine,2019,15(5):743-748.

[13]BORTOLETTO C C,SALGUEIRO M D C C,VALIO R,et al.The relationship between bruxism,sleep quality,and headaches in schoolchildren[J].Journal of Physical Therapy Science,2017,29(11):1889-1892.

[14]CARTER K A,HATHAWAY N E,LETTIERI C F.Common sleep disorders in children[J].American Family Physician,2014,89(5):368-377.

[15]MACEDO P J O M,DE-OLIVEIRA P,FOLDVARY-SCHAEFER N,et al. Insomnia in people with epilepsy: a review of insomnia prevalence,risk factors and associations with epilepsy-related factors[J].Epilepsy Research, 2017,135:158-167.

[16]DOMANY K A,NAHMAN-AVERBUCH H,KING C D,et al.Clinical presentation,diagnosis and polysomnographic findings in children with migraine referred to sleep clinics[J].Sleep Medicine,2019,63:57-63.

[17] 赵忠新 . 睡眠医学 [M]. 北京: 人民卫生出版社, 2016: 228-241.

[18] 张熙 . 现代睡眠医学 [M]. 北京: 人民军医出版社, 2007: 102-110.

[19] 胡志安, 王莎莉 . 生理学 [M]. 北京: 科学出版社, 2014: 34-43.

[20] 傅国魁 . 口腔正畸学: 第 6 版 [M]. 北京: 人民卫生出版社, 2012: 54-60.

图书在版编目（CIP）数据

未成年人睡眠问题：专家解析与支招/高东主编
.--重庆：重庆大学出版社，2023.6
（未成年人心理健康丛书）
ISBN 978-7-5689-3826-6

Ⅰ.①未… Ⅱ.①高… Ⅲ.①睡眠—关系—健康—青
少年读物 Ⅳ.①R163-49

中国国家版本馆CIP数据核字（2023）第059437号

未成年人睡眠问题：专家解析与支招

WEICHENGNIANREN SHUIMIAN WENTI：ZHUANJIA JIEXI YU ZHIZHAO

主　编　高　东
副主编　蒋成刚　黄庆玲

丛书策划：敬　京
责任编辑：敬　京　版式设计：原豆文化
责任校对：邹　忌　责任印制：赵　晟
*
重庆大学出版社出版发行
出版人：饶帮华
社址：重庆市沙坪坝区大学城西路 21 号
邮编：401331
电话：（023）88617190　88617185（中小学）
传真：（023）88617186　88617166
网址：http://www.cqup.com.cn
邮箱：fxk@cqup.com.cn（营销中心）
全国新华书店经销
重庆升光电力印务有限公司印刷
*
开本：880mm×1230mm　1/32　印张：6.125　字数：107 千　插页：20 开 1 页
2023 年 6 月第 1 版　　2023 年 6 月第 1 次印刷
ISBN 978-7-5689-3826-6　　定价：45.00 元